急危重症心电图精析 **200** 例

ECGs for Acute, Critical and Emergency Care

（第2版）

原 著 Amal Mattu William J. Brady

主 译 张瑞涛 刘 丹

副主译 付源伟 李 辉

译 者（按姓名汉语拼音排序）

范勇兵 北京大学第三医院

付源伟 北京大学第三医院

李 辉 北京大学第三医院

李新健 北京大学第三医院

廉宏伟 北京大学第三医院

刘 丹 北京大学第三医院

陆浩平 北京大学第三医院

滕玮利 北京大学第三医院

田振宇 北京大学第三医院

汪羚利 北京大学第三医院

谢鹏昕 北京大学第三医院

张瑞涛 北京大学第三医院

赵 诚 北京大学第三医院

U0197208

北京大学医学出版社

JIWEIZHONGZHENG XINDIANTU JINGXI 200 LI (DI 2 BAN)

图书在版编目（CIP）数据

急危重症心电图精析200例 ：第2版 ／（美）阿迈勒
· 马图 (Amal Mattu)，（美）威廉 · J. 布莱迪
(William J. Brady) 原著 ；张瑞涛，刘丹主译.
北京 ： 北京大学医学出版社，2025. 1. -- ISBN 978-7
-5659-3307-3
　Ⅰ. R540.4
中国国家版本馆CIP数据核字第20251KV686号

北京市版权局著作权合同登记号：图字：01-2024-5624

ECGs for Acute, Critical and Emergency Care, Second Edition by Amal Mattu, William J. Brady
ISBN 9781119986164
©2024 John Wiley & Sons Ltd

急危重症心电图精析 200 例（第 2 版）

主　　译：张瑞涛　刘　丹
出版发行：北京大学医学出版社
地　　址：（100191）北京市海淀区学院路 38 号　北京大学医学部院内
电　　话：发行部 010-82802230；图书邮购 010-82802495
网　　址：http：//www.pumpress.com.cn
E－mail：booksale@bjmu.edu.cn
印　　刷：北京信彩瑞禾印刷厂
经　　销：新华书店
责任编辑：冯智勇　　责任校对：靳新强　　责任印制：李　啸
开　　本：889 mm×1194 mm　1/16　印张：10.75　字数：310 千字
版　　次：2025 年 1 月第 1 版　2025 年 1 月第 1 次印刷
书　　号：ISBN 978-7-5659-3307-3
定　　价：65.00 元
版权所有，违者必究
（凡属质量问题请与本社发行部联系退换）

译者前言

心电图具有快速、方便、可及性高的特点，是临床医生面对急危重症患者时能够获得的最及时的辅助检查之一。多数心血管疾病均有相对特异的心电图表现，而脑血管病、电解质紊乱等其他非心血管急症也多会呈现不同程度的心电图改变。因此，正确解读心电图对于急危重症的及时准确诊断和病情评估发挥着不可替代的作用。

心电图知识的教育培训贯穿于医学教育和医学实践的始终，但在千变万化、错综复杂的临床背景下准确分析、解读心电图蕴含的疾病信息仍然是一项十分具有挑战性的工作。如何在心电图教科书和临床实践之间架起一座知识桥梁，是每一位从事医学教育、急危重症诊治的急诊、内科、心血管和危重症医学专业医生面临的难题。通过真实案例和心电图对理论知识进行反复、递进的强化练习，进而达到提高知识水平、洞察力和临床思维能力的目的，是符合临床实践和心电图学习内在规律的最佳路径。

本书以两位作者 Mattu 博士和 Brady 博士长期临床实践过程中收集、整理的 200 例经典心电图为基础，对每一例心电图进行由浅入深的系统分析，引申并详细讲解涉及的关键知识点。第一部分为基础病例，重点为心电图基础知识的巩固和实践。第二部分为进阶病例，旨在通过挑战性病例提高读者对复杂心电图的分析能力和临床思维能力。

本书译者均为北京大学第三医院长期从事急危重症救治工作的临床医生，具有扎实的临床基本功和丰富的急危重症救治经验。在翻译过程中译者倾注了大量心血，希望能为读者提供舒心的阅读体验，能让更多同道在急危重症心电图分析方面有所收获和提高。

张瑞涛　刘　丹

原著序言

在现代医学教育和医学实践背景下，迫切需要为临床医生在心电图教科书和临床实践之间架起一座知识桥梁，《急危重症心电图精析 200 例》应运而生。这是一本由两位资深临床专家为所有从事急危重症救治工作的医生编撰的一部心电图教科书和参考书。

Mattu 博士和 Brady 博士已经编撰了一系列基础心电图学习和复杂心电图解析的著作。他们清晰地意识到心电图解读需要知识、洞察力和实践。只有头脑中有清晰的概念，才能在心电图上发现相应的表现。为了更好地帮助读者进行心电图学习，本书分为两部分：第一部分为基础病例，旨在帮助读者学习心电图基础知识。第二部分为进阶病例，通过更复杂的心电图病例提升读者心电图分析水平。

本书的精彩之处在于两位作者在经典心电图病例基础上结合自身的洞察力和专业视角进行清晰、准确的解读，使其可成为广大医生日常工作的工具书、心电图解读能力提升的教科书和学习高阶心电图分析的参考书。但它更大的价值在于让我们可以去挑战、学习 200 例经典心电图背后的诊断和分析思路。

让我们一起携手前行。

Corey M. Slovis, M.D.
Professor of Emergency Medicine and Medicine
Chairman Emeritus, Department of Emergency Medicine
Vanderbilt Medical Center
Nashville, Tennessee
Medical Director, Metro Nashville Fire EMS

致　谢

　　本书献给我的妻子 Sejal，感谢她无比的耐心和无尽的支持；献给我的三个孩子 Nikhil、Eleena 和 Kamran，感谢他们不断提醒我什么是生活中最重要的事情；献给巴尔的摩慈善医疗中心和马里兰大学医疗中心急诊科的工作人员，感谢他们提供的心电图；献给马里兰大学急诊医学住院医师项目的教师和住院医师们，是他们为这项工作的完成提供了主要的灵感；献给 Wiley-Blackwell 出版社，感谢他们对这项工作的支持；献给 Bill Brady 医生，感谢他的指导、友谊及对医学教育的投入；献给世界各地的急诊医生——愿你们对学习的执着促进我们专业领域的发展并改善患者的治疗。

Amal Mattu, MD

　　我要感谢我的妻子 King，感谢她的爱、支持、智慧建议和耐心——没有她的帮助，这一切都不可能实现；感谢我已成年的孩子们：Lauren，一名内科医生；Anne，一名心脏科护士；Chip，一名消防员和急救医师；Katherine，一名急诊科护士。感谢他们不仅如此出色，还总是"为他人挺身而出"；感谢弗吉尼亚大学的急诊医学住院医师、教师和护士（过去、现在和未来），感谢他们的辛勤工作、无与伦比的奉献精神和专业知识——所有这些都是为了急诊科的患者；感谢阿尔伯马尔县消防救援队的消防员和急救医师，感谢他们每天所做的一切；同时感谢我的合著者 Amal Mattu 博士，感谢他为本书的辛勤付出及他对急诊医学教育的全面投入——他是一位真正的绅士、才华横溢的临床医生、杰出的学者……也是一位好朋友。

William J. Brady, MD

原著前言

我们荣幸地向您介绍《急危重症心电图精析 200 例》（第 2 版）！

急诊和其他急症专业的医生必须具备 12 导联心电图（ECG）使用和解读方面的专业知识。我们秉持着这一基本且重要的理念编撰了这本书。本书凝聚着我们为进一步提高急诊和其他急危重症专业的临床医生在心电图学领域的技能所作出的努力。

在急诊科和其他临床环境所处理的患者中，有相当一部分患者有胸痛、心血管系统不稳定或与心血管相关的症状。早期准确地诊断和迅速且适当地治疗心血管急症获益巨大，这进一步强调了医生心电图解读能力的重要性。医生肩负着迅速准确诊断、及时提供适当治疗的责任，而这往往有赖于 12 导联心电图。例如，对于 ST 段抬高型心肌梗死的胸痛患者必须迅速准确地进行评估，以便及时提供恰当的治疗。此外，血流动力学不稳定的房室传导阻滞患者也必须迅速得到处理。在这些情况或其他诸如此类的情况下，抢救复苏以及其他治疗在很大程度上依赖于从心电图中所解读出的信息。

在急诊科和其他急症环境下，12 导联心电图是频繁使用的检查手段，许多症状都可能需要进行 12 导联心电图检查。例如，在急诊科中最常见的心电图检查指征是胸痛。其他经常需要心电图分析的症状包括呼吸困难和晕厥。医生通过心电图来评估急性冠脉综合征、肺栓塞和药物过量等情况。心电图在各种诊断策略中也起着重要作用，例如"排除心肌梗死"的流程[1]。

医生应是 12 导联心电图解读方面的专家。心电图解读既是一门科学，也是一门艺术。准确地解读心电图要求有扎实的心电图知识：既包括急诊科中常见的各种诊断所需的客观标准，也包括深入理解各种心电图波形在不同患者中的临床意义。而且，医生必须结合患者的症状解读心电图（即临床相关性）。

我们为在诊所、普通病房、危重症监护室、院外急救场所从业的急诊和危重症专业的医生编写了这本书。我们使用了急诊治疗患者的真实心电图，每个病例还提供了简要的病史。在某些情况下，病史可能为诊断提供线索，但在其他情况下，临床信息与最终诊断无关——这在急诊科是很常见的。我们努力为每位患者选择最合适的心电图，但正如在真实的急诊场景中所发生的那样，一些心电图并不完美：评估可能受到伪影、不完整的心电图采样等影响。我们随机提供了这些心电图，就像在现实中患者随机出现在急诊科一样。我们努力在读者使用这本书来拓展对 12 导联心电图的知识时，再现出真实的急诊场景。

建议读者阅读为每例心电图提供的临床病史，然后像临床医生在急诊科解读心电图那样解读这些心电图。在分析完心电图后，读者可以查看解读结果。本书分为两个基本部分：书的前半部分包含我们认为代表急诊心电图学的"核心内容"的心电图——这些是我们认为急诊医生必须掌握的基本知识。之所以选中这些心电图，是因为它们代表了所有急诊医生都应了解的常见心电图诊断。本部分主要为接受培训的医生（例如急诊医学住院医师）准备，但在职医生和高年资医学生也可以从中受益。书的后半部分由更具挑战性的心电图组成。这些心电图更难作出诊断，通常基于一些细微的发现。在某些情况下，选择本部分的心电图并不一定是因为其难度，而是因为其中包含的微妙教学要点，这些要点对正在接受培训的医生来说可能相当具有挑战性。

从某种意义上说，本书并不适合"心电图解读初学者"，本书实际上是**一本心电图教科书**，旨在为已经具备心电图基础知识的医生提供更多实践和复习——这种复习具有高度的临床相关性。建议心电图初学者先阅读其他为初学者编写的书籍，然后再阅读这本教科书。

最后必须向本书的读者强调一点，由于不同作者对于各种心电图的诊断标准略有不同，因此，为了在本书中进行标准化解读，我们参考了以下两本书作为心电图解读的"金标准"：Chou's Electrocardiography in Clinical Practice: Adult and Pediatric，6th ed 和 The Complete Guide to ECGs，5th ed[2-3]。

Amal Mattu, MD

Professor and Vice Chair of Academic Affairs

Department of Emergency Medicine, University of Maryland School of Medicine

Baltimore, Maryland, USA

William J. Brady, MD

Professor, Vice Chair for Faculty Affairs and The David A. Harrison Distinguished Educator,

Department of Emergency

Medicine, University of Virginia School of Medicine, Charlottesville, Virginia, United States

and Medical Director, Albemarle County Fire Rescue, Charlottesville, Virginia, USA

参考文献

1. Benner JP, Borloz MP, Adams M, Brady WJ. The impact of the 12-lead electrocardiogram on ED evaluation and management. *Am J Emerg Med* 2007;25(8):942–948
2. Surawicz B, Knilans TK. *Chou's Electrocardiography in Clinical Practice: Adult and Pediatric, 6th ed*. Philadelphia, PA: Saunders-Elsevier, 2008.
3. O'Keefe JH, Hammill SC, Freed MS. *The Complete Guide to ECGs, 5th ed*. Burlington, MA: Jones and Bartlett Learning, 2021.

目　录

第一部分 基础病例

病 例

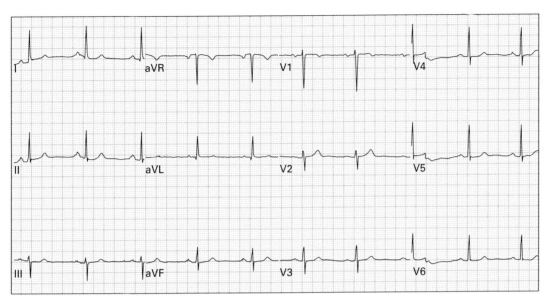

1. 45 岁女性，无症状

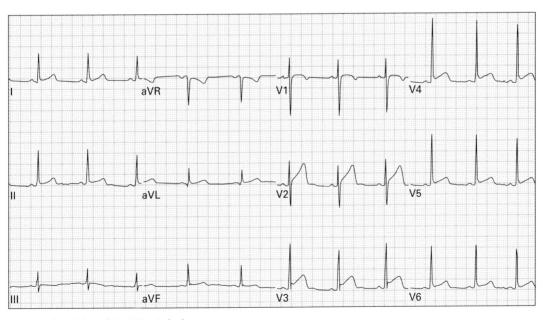

2. 24 岁男性，提重物后胸痛

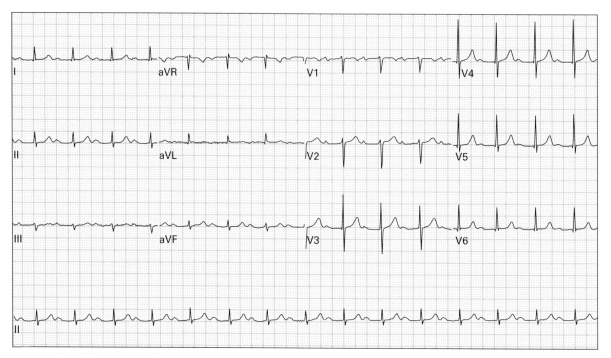

3. 76 岁男性，呼吸困难

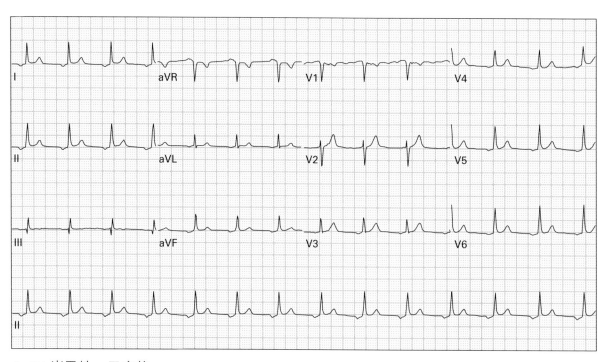

4. 64 岁男性，无症状

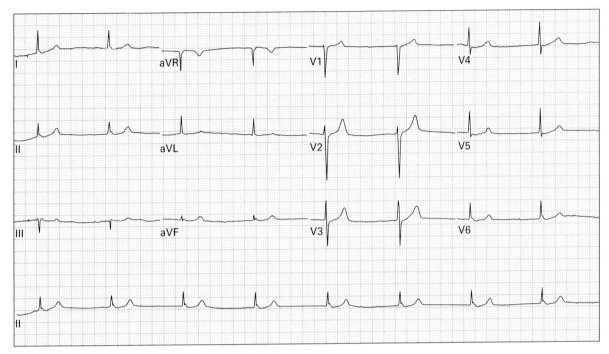

5. 48 岁女性，行走时出现头晕，近期开始服用一种新降压药

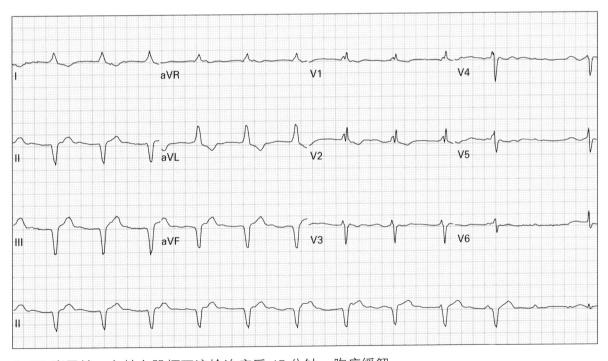

6. 79 岁男性，急性心肌梗死溶栓治疗后 45 分钟，胸痛缓解

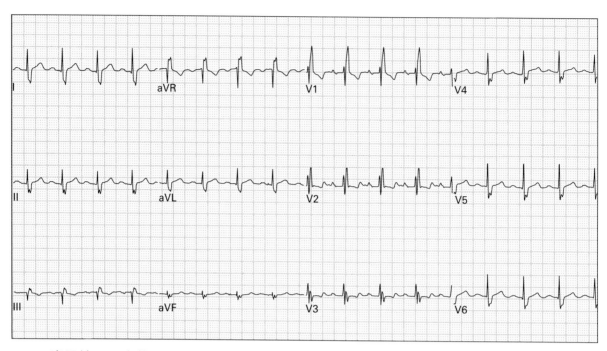

7. 43 岁男性，无症状

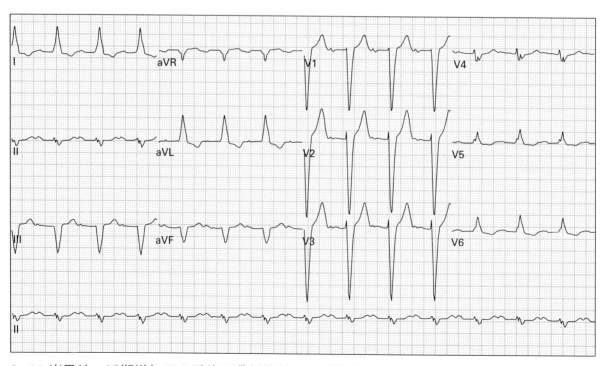

8. 82 岁男性，近期增加了 β 受体阻滞剂的剂量，诉劳力性头晕

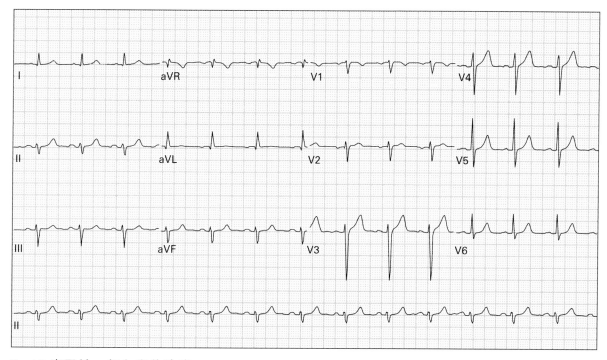

9. 49 岁男性，偶尔发作胸痛

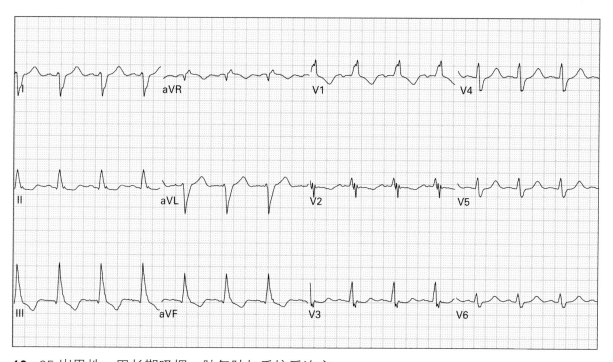

10. 65 岁男性，因长期吸烟，肺气肿加重接受治疗

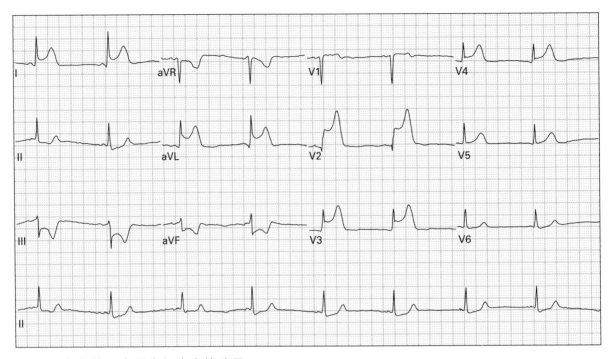

11. 54 岁女性，胸骨中部疼痛伴头晕

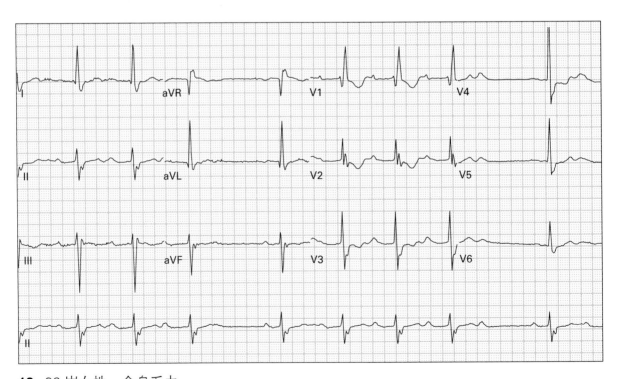

12. 86 岁女性，全身乏力

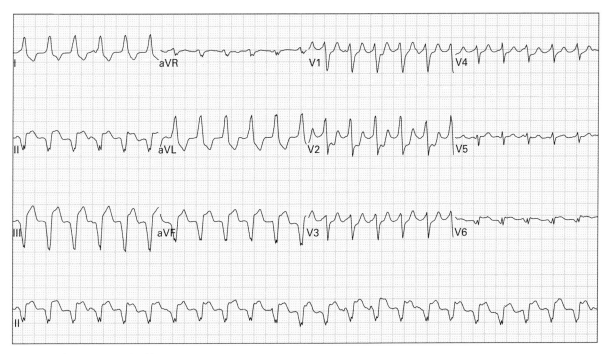

13. 61 岁男性，心悸伴头晕

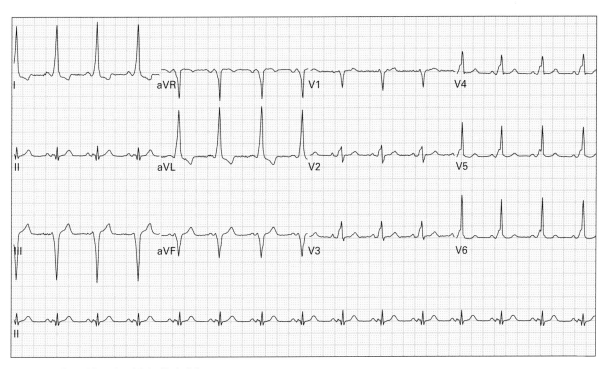

14. 44 岁女性，间断发作心悸

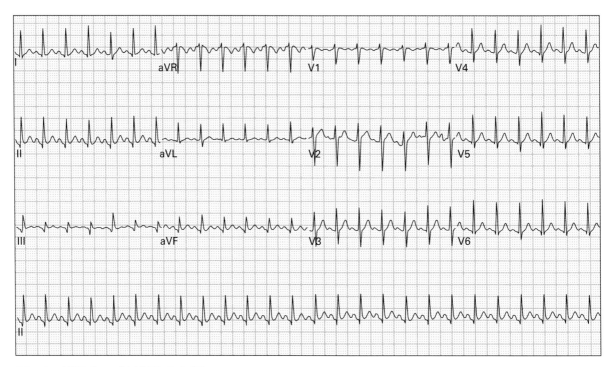

15. 24 岁孕妇，持续呕吐 3 天

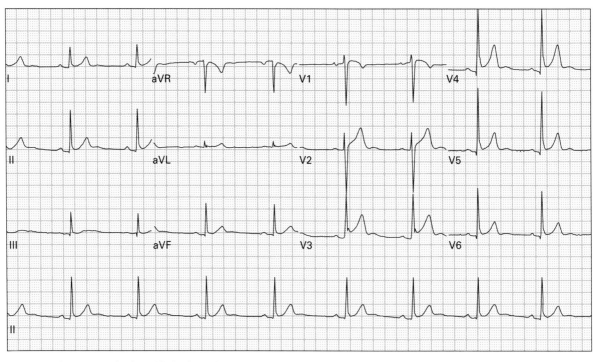

16. 37 岁男性，胸痛，伴有胸膜炎症状

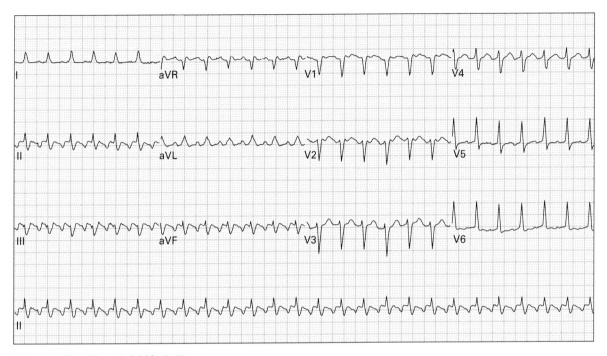

17. 63 岁男性，心悸伴头晕

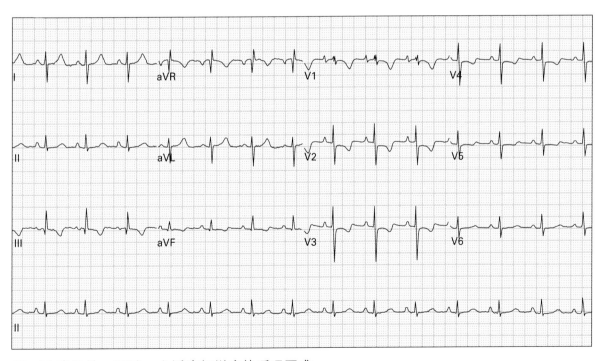

18. 33 岁男性，肥胖，主诉胸部锐痛伴呼吸困难

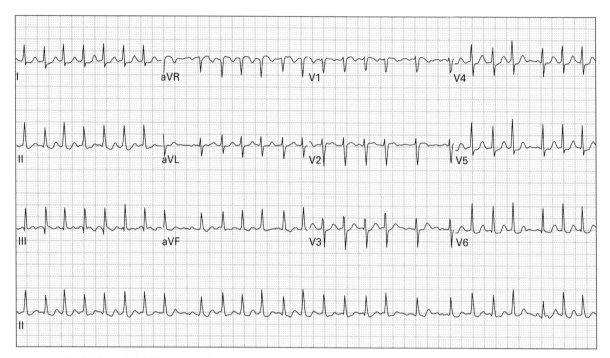

19. 81 岁女性，心悸伴全身乏力

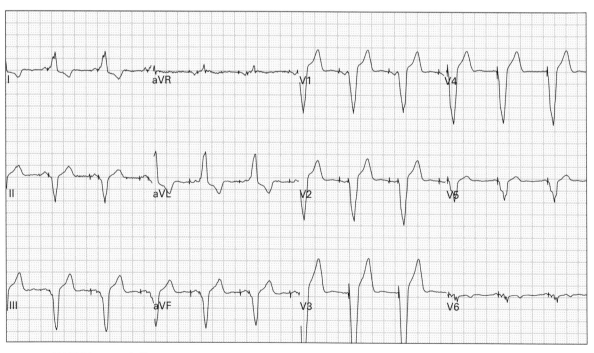

20. 61 岁男性，无症状

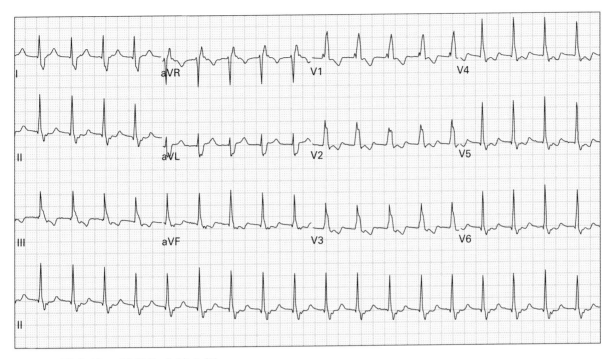

21. 57 岁女性，轻微胸痛伴心悸

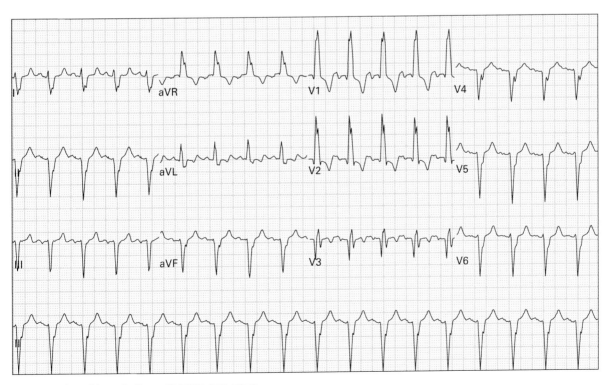

22. 75 岁男性，咳嗽、呼吸困难和喘息

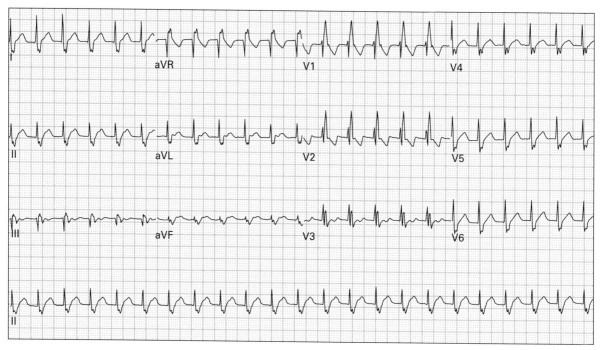

23. 43 岁男性，严重心悸

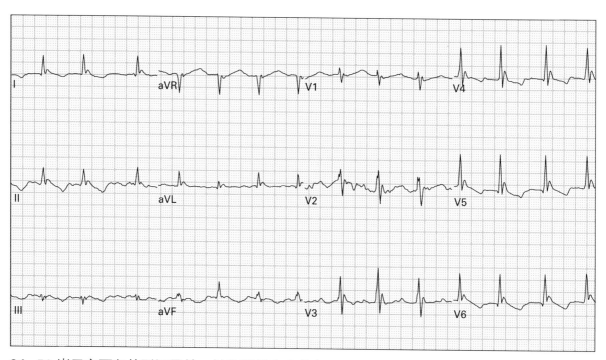

24. 52 岁无家可归的酗酒男性，被发现躺在小巷中

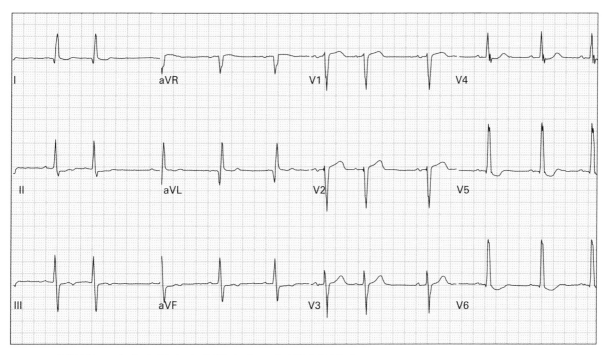

25. 68 岁男性，有充血性心力衰竭病史，主诉呼吸困难

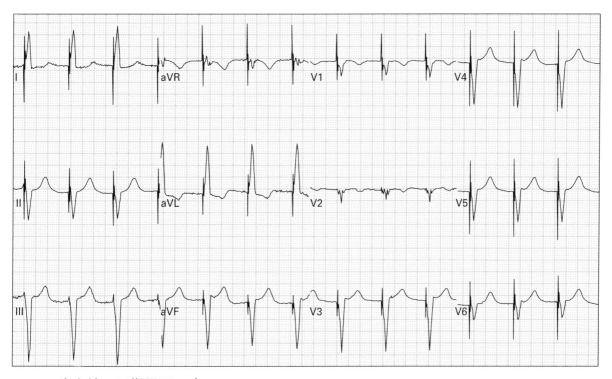

26. 85 岁女性，近期晕厥 1 次

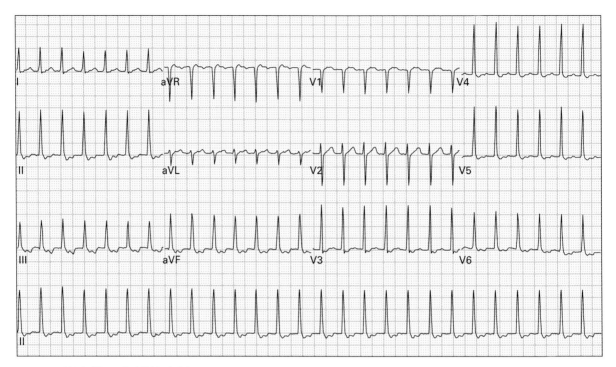

27. 40 岁女性，心悸伴头晕

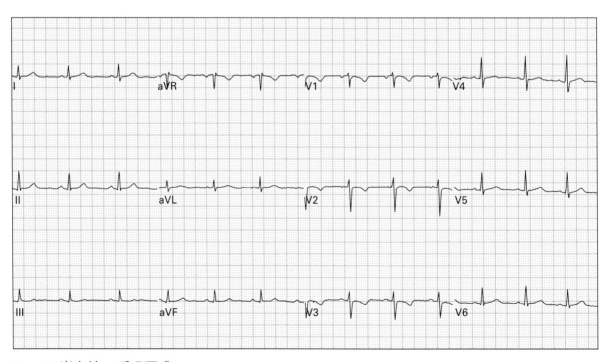

28. 35 岁女性，呼吸困难

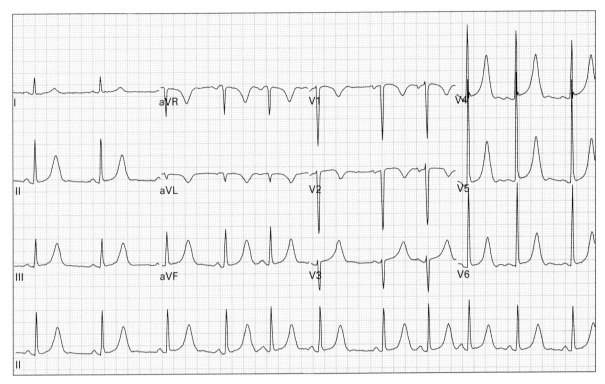

29. 41 岁女性，在使用可卡因后诉胸痛

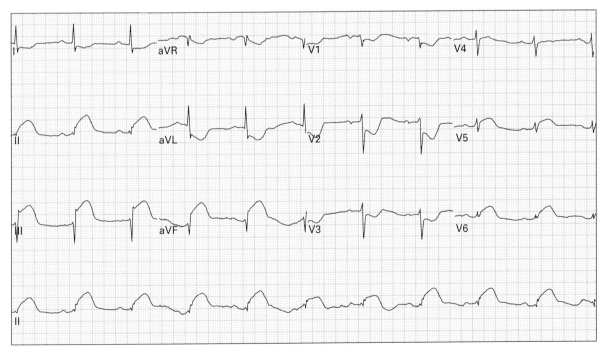

30. 57 岁男性，胸部压迫感伴出汗

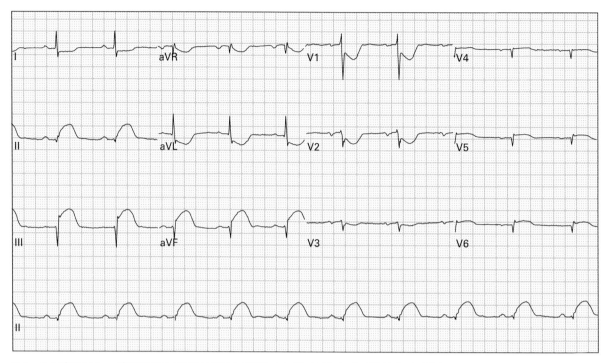

31. 57 岁男性，胸部压迫感伴出汗（病例 30 患者的右室导联心电图）

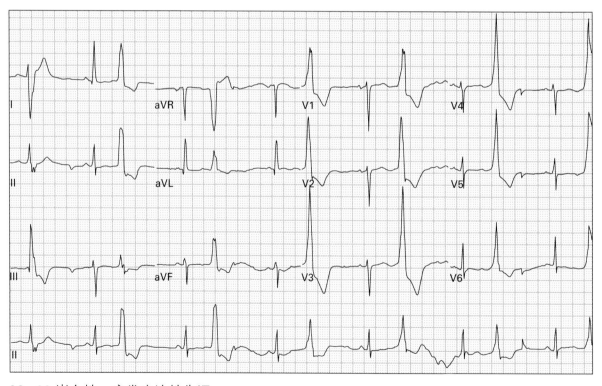

32. 60 岁女性，突发表达性失语

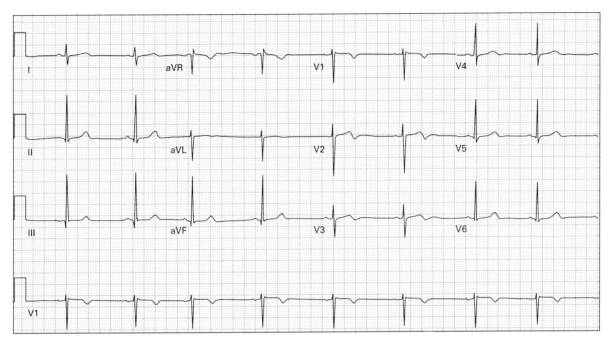

33. 51 岁男性，持续严重胸部压迫感 1 小时后就诊，伴出汗，目前症状缓解

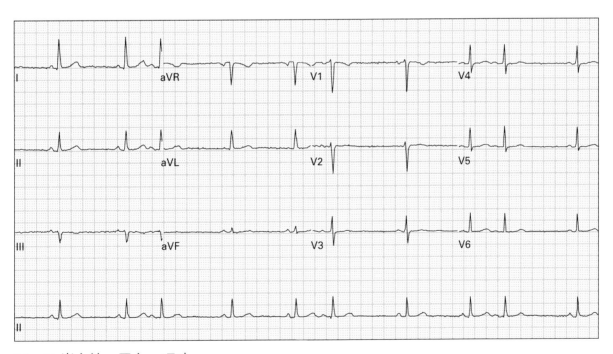

34. 41 岁女性，恶心、呕吐

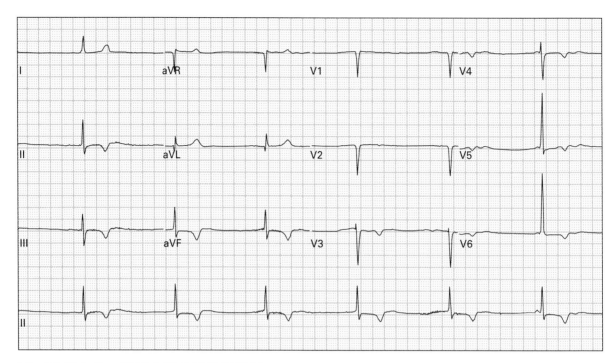

35. 75 岁女性，误服大量 β 受体阻滞剂

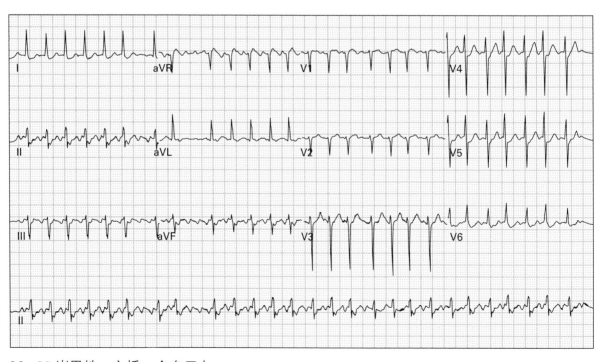

36. 68 岁男性，心悸，全身无力

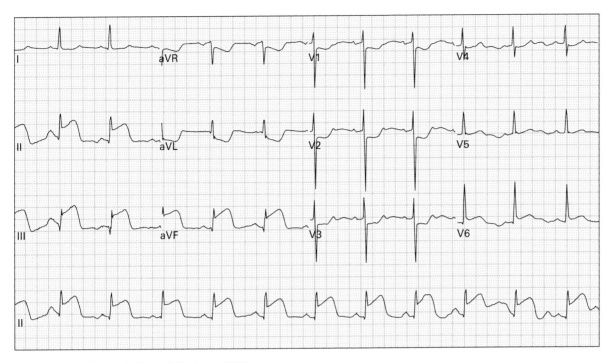

37. 38 岁男性，胸痛，伴恶心、出汗

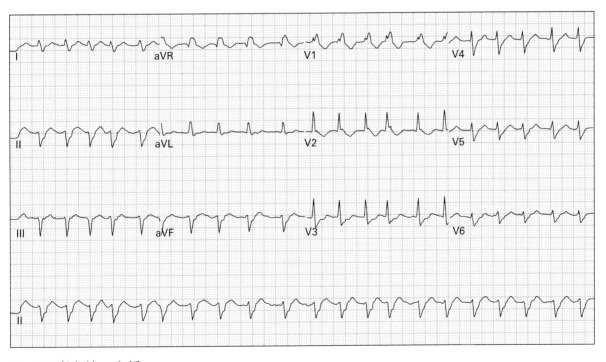

38. 62 岁女性，心悸

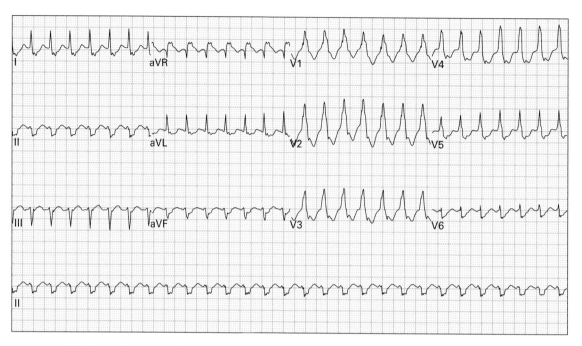

39. 74 岁男性，胸痛、心悸

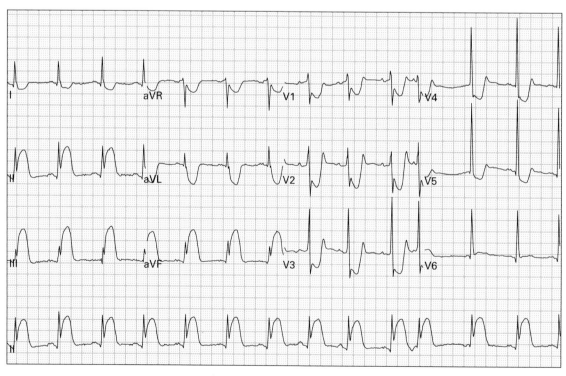

40. 45 岁男性，严重左胸压迫感，伴恶心、呼吸困难

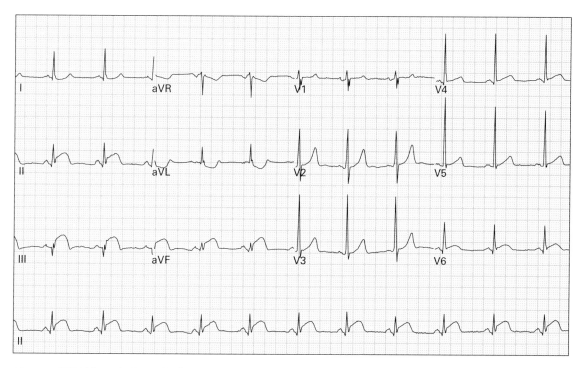

41. 45 岁男性，左胸压迫感

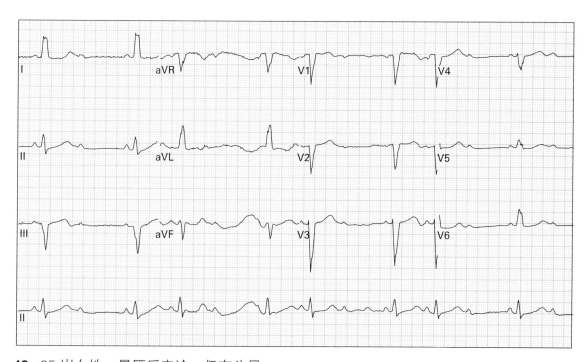

42. 85 岁女性，晕厥后来诊，仍有头晕

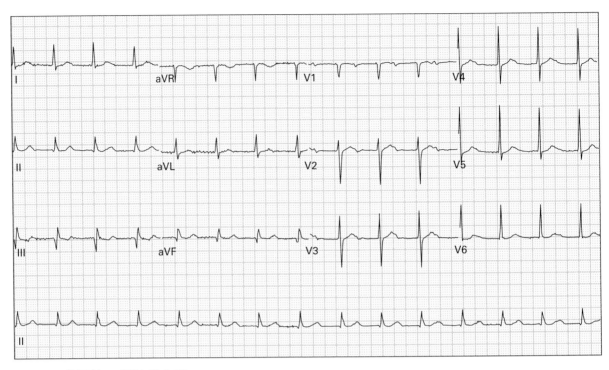

43. 81 岁男性，因肺炎入院

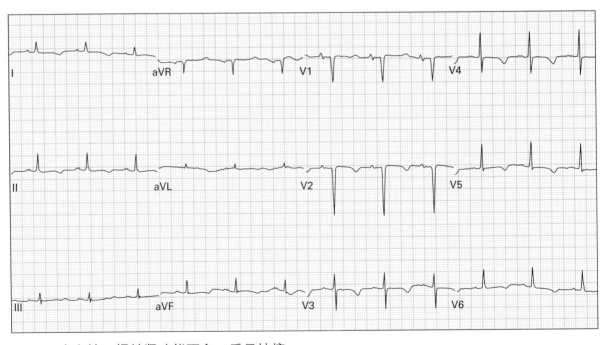

44. 71 岁女性，慢性肾功能不全，手足抽搐

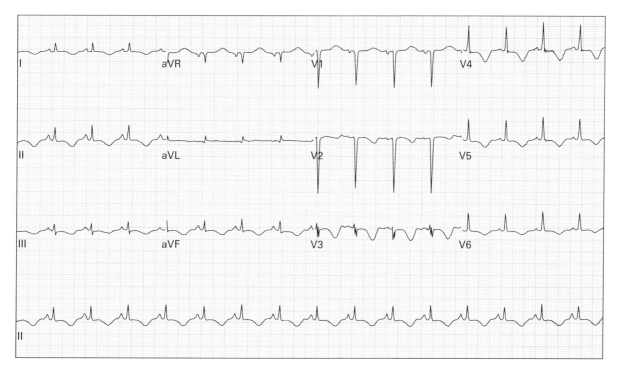

45. 46 岁男性，左侧胸痛，向左臂放射，伴呕吐、出汗

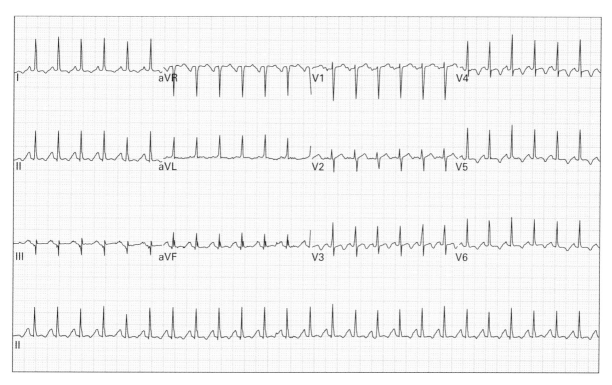

46. 53 岁女性，糖尿病患者，恶心、呕吐、头晕 4 天

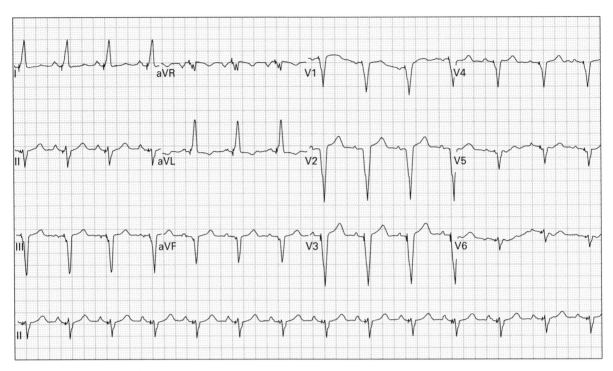

47. 85 岁女性，胸痛

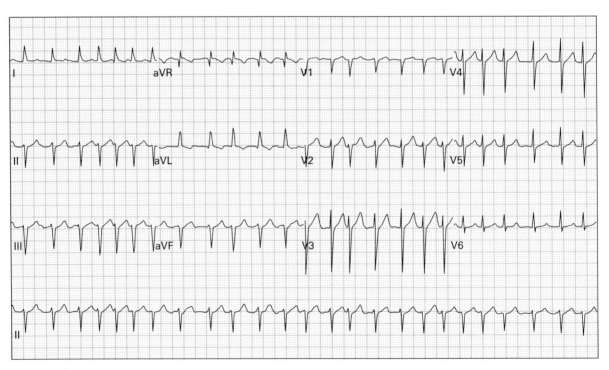

48. 66 岁男性，严重头晕、出汗

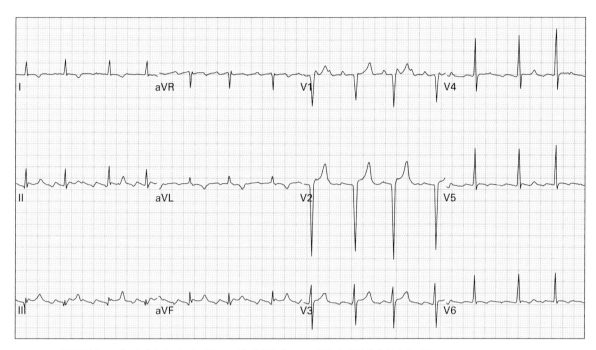

49. 58 岁男性，充血性心力衰竭，呼吸困难、下肢水肿进行性加重

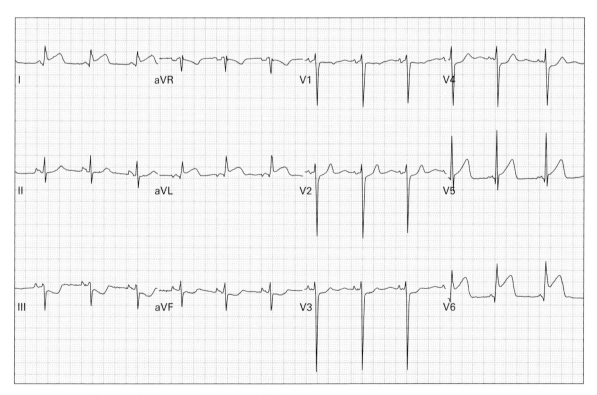

50. 43 岁男性，左胸痛 8 小时，向左臂放射

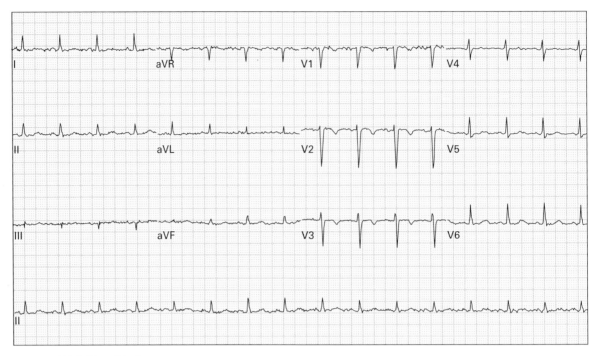

51. 52 岁女性，胸痛

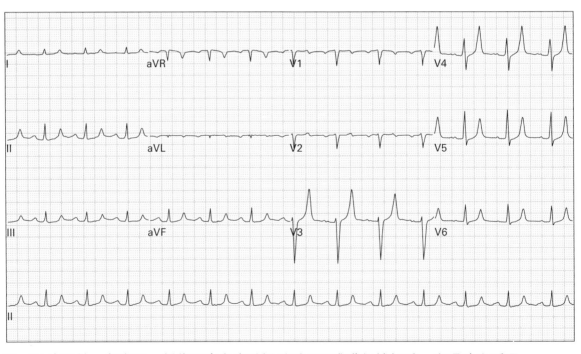

52. 62 岁男性，肾衰竭，暂停两次血液透析后呼吸困难进行性加重，出现端坐呼吸

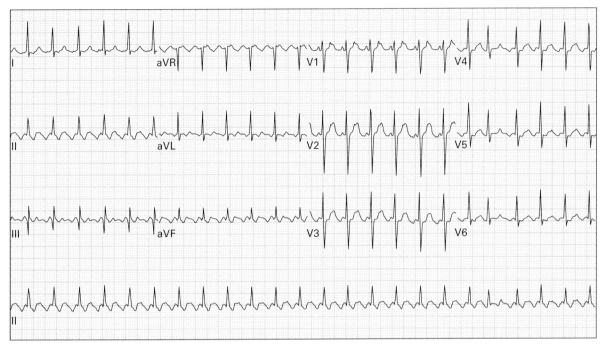

53. 47 岁男性，心悸、呼吸困难

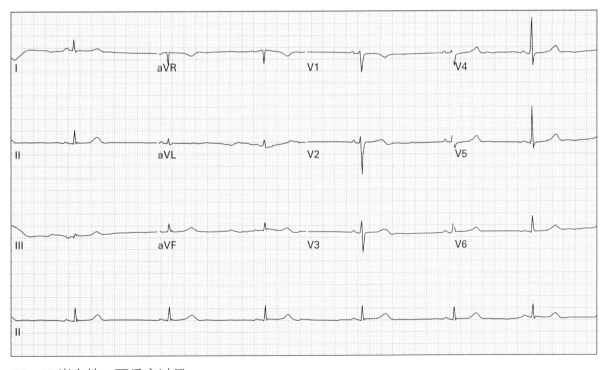

54. 48 岁女性，可乐定过量

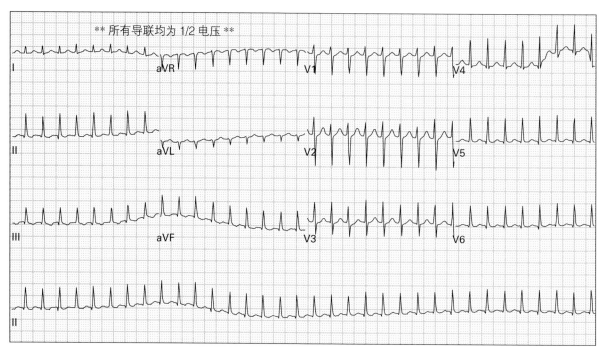

55. 23 岁男性，呼吸困难、心悸

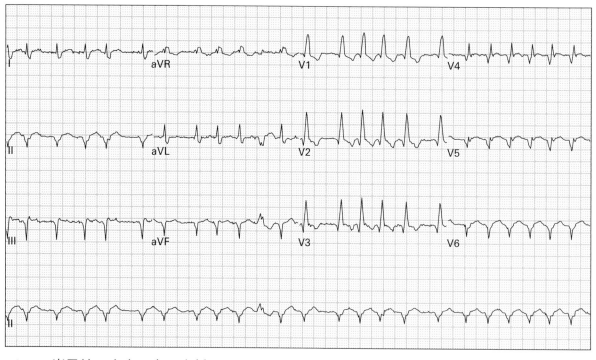

56. 57 岁男性，全身无力、心悸

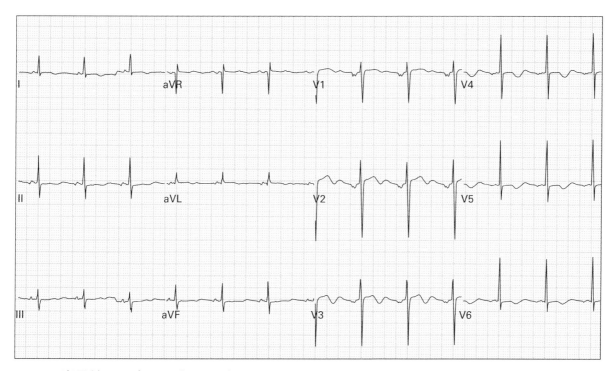

57. 54 岁男性，厌食、恶心、呕吐 5 天

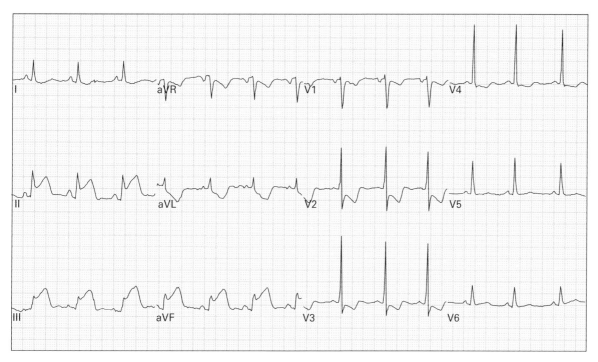

58. 66 岁女性，上腹痛伴呼吸困难、出汗

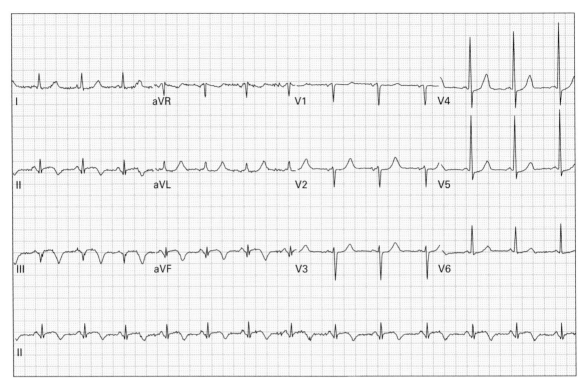

59. 70 岁女性，胸痛、呼吸困难 9 小时

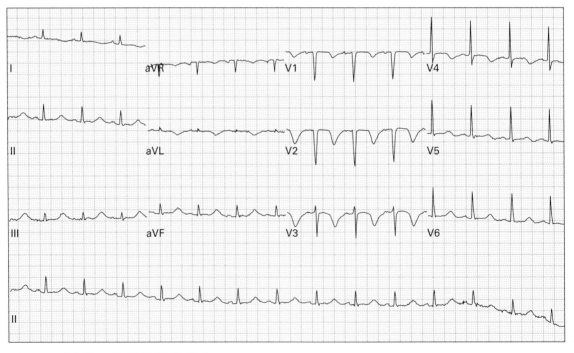

60. 52 岁女性，饮酒后频繁呕吐

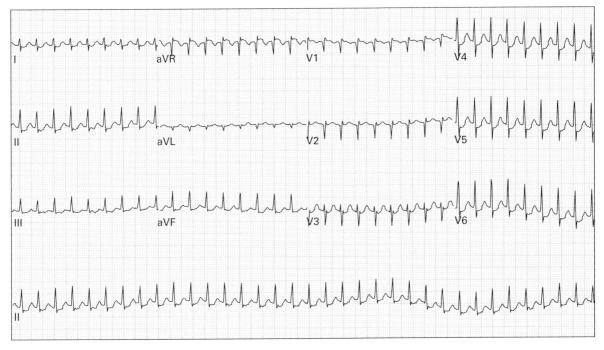

61. 45 岁女性，心悸伴头晕

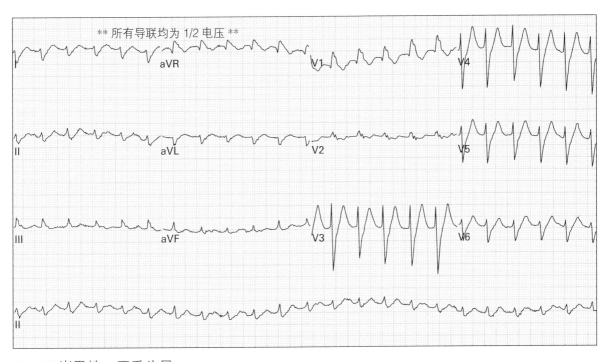

62. 45 岁男性，严重头晕

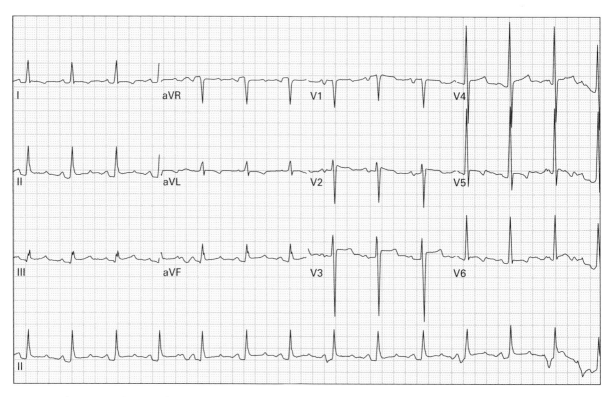

63. 52 岁男性，尖锐的胸膜炎性胸痛

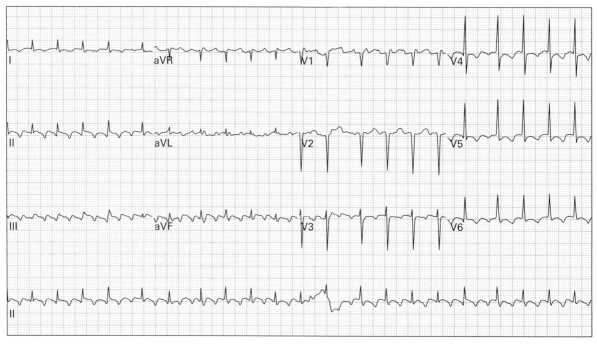

64. 71 岁女性，全身乏力

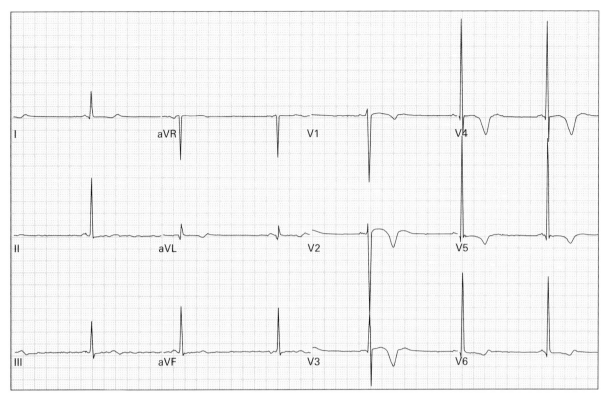

65. 34 岁女性，意识丧失，呼吸抑制和瞳孔缩小

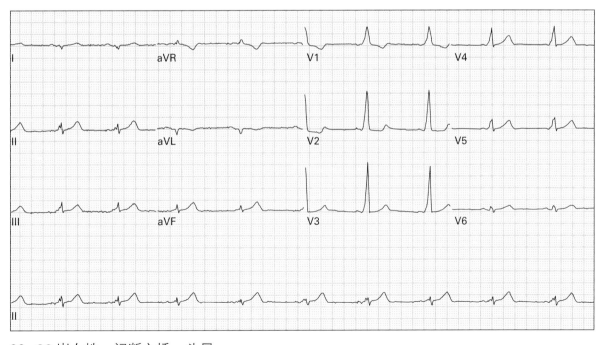

66. 36 岁女性，间断心悸、头晕

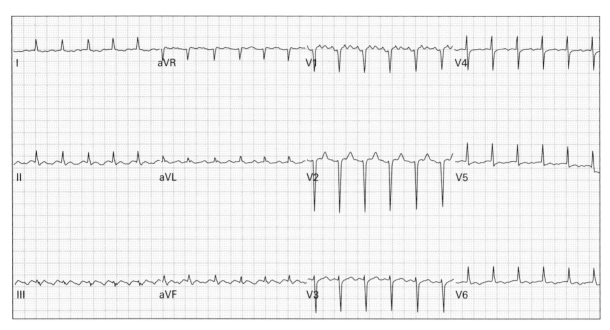

67. 70 岁女性，胸部不适、全身乏力

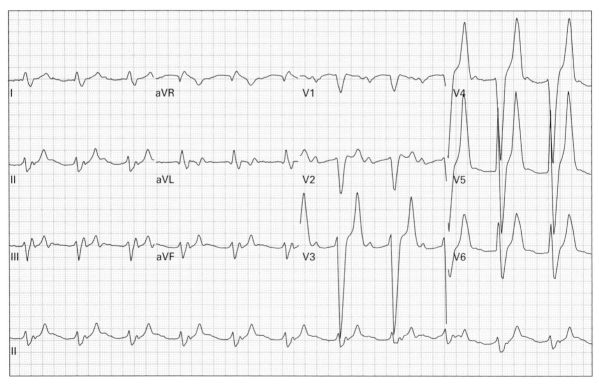

68. 41 岁男性，肾衰竭，最近暂停 3 次血液透析后出现全身乏力

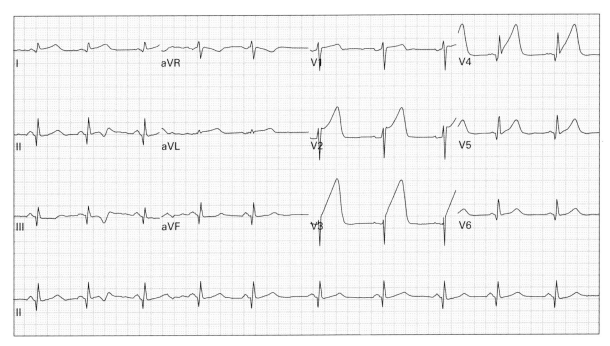

69. 45 岁女性，左侧胸痛向左臂放射，伴呼吸困难

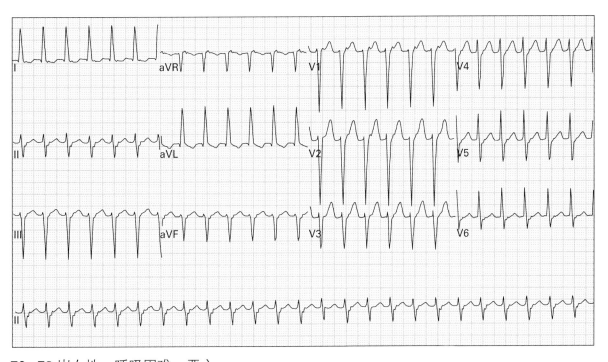

70. 78 岁女性，呼吸困难、恶心

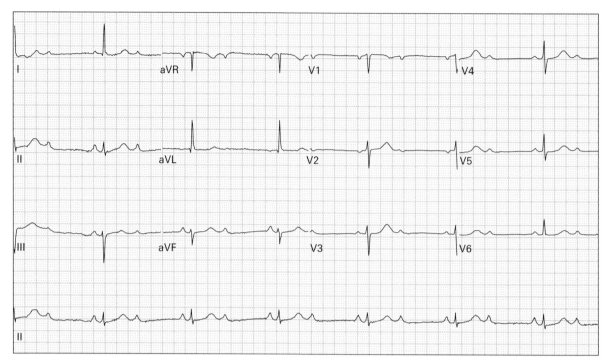

71. 75 岁女性，因晕厥入院

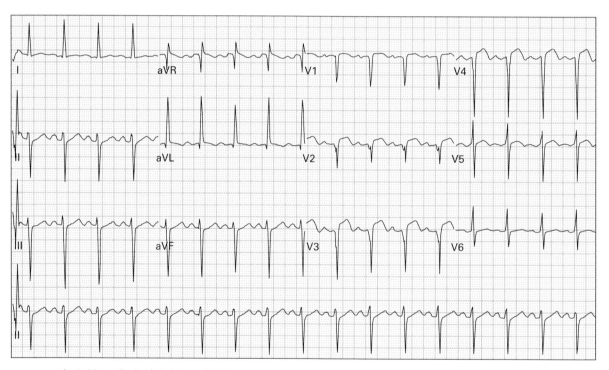

72. 50 岁女性，胸痛伴出汗 5 小时

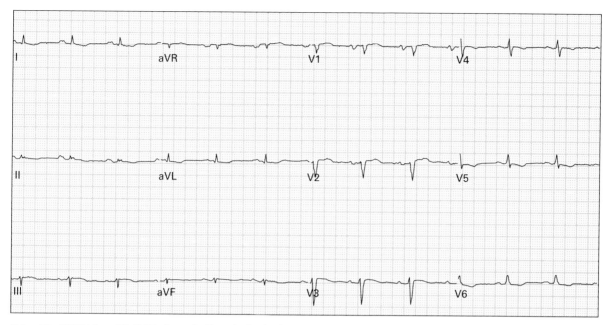

73. 59 岁男性，呼吸困难、咳嗽、低氧血症

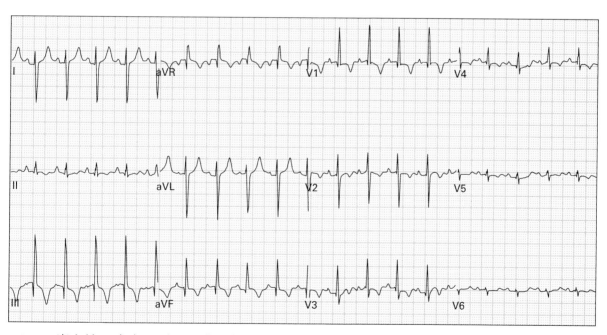

74. 62 岁女性，胸痛、呼吸困难逐渐加重 3 天

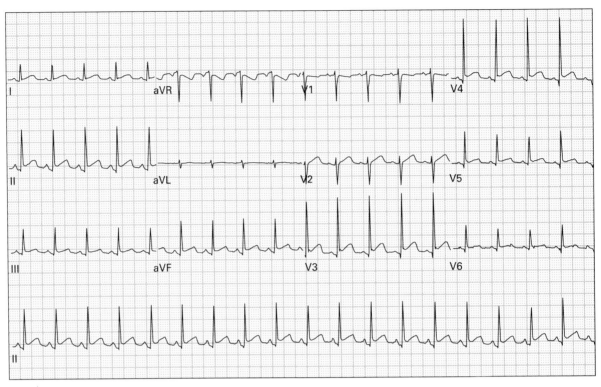

75. 40 岁男性，左侧胸部剧烈疼痛，呼吸困难

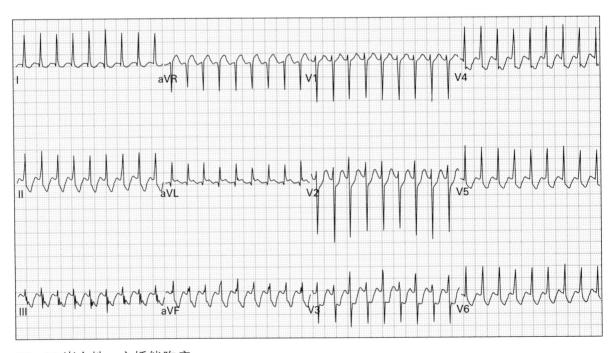

76. 28 岁女性，心悸伴胸痛

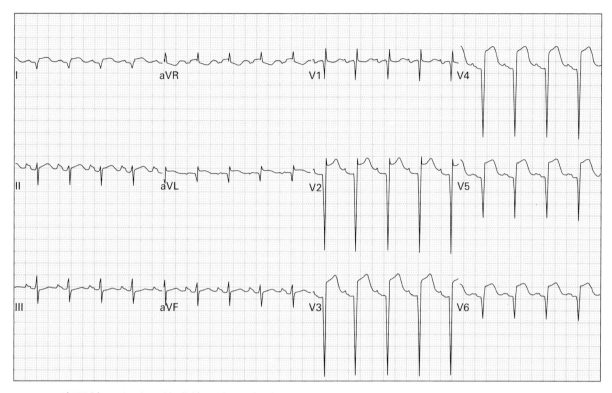

77. 53 岁男性，左臂压榨感伴恶心 8 小时

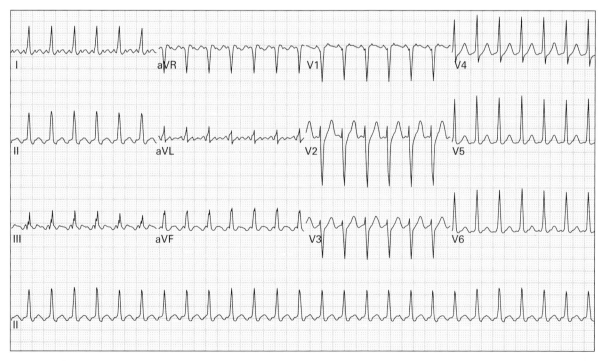

78. 69 岁女性，严重恶心、呼吸困难

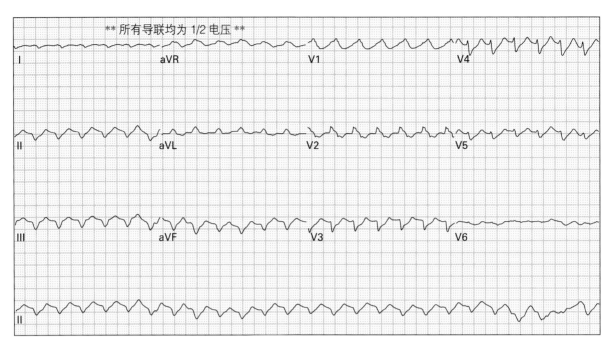

79. 68 岁男性，意识丧失，血压 108/60 mmHg

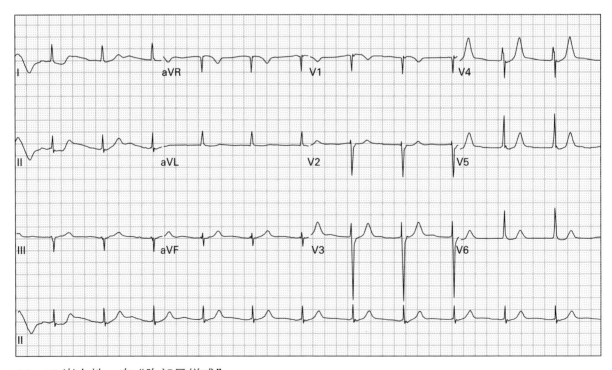

80. 65 岁女性，有"胸部异样感"

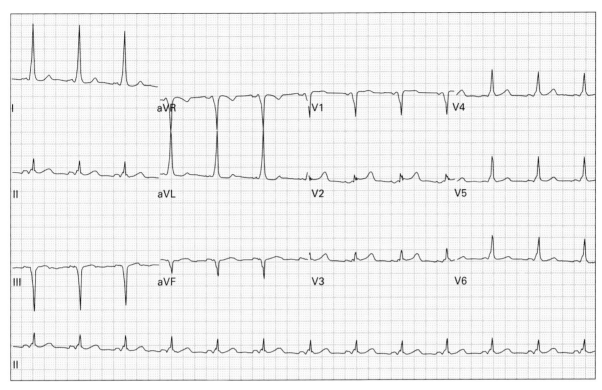

81. 55 岁女性，偶发晕厥，近期心悸发作

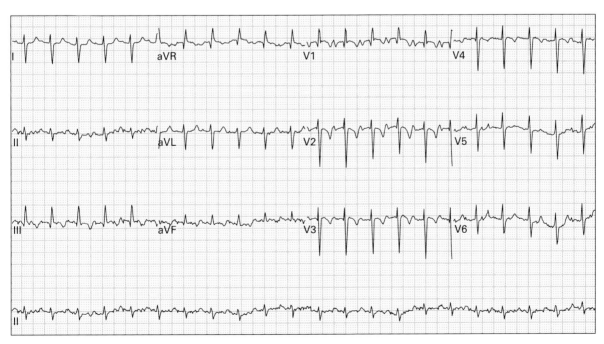

82. 69 岁男性，呼吸困难伴出汗

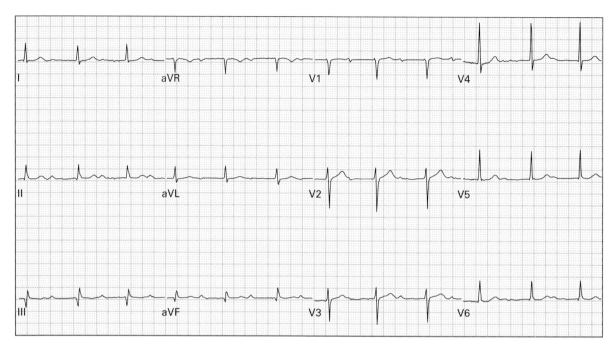

83. 79 岁男性，腹痛

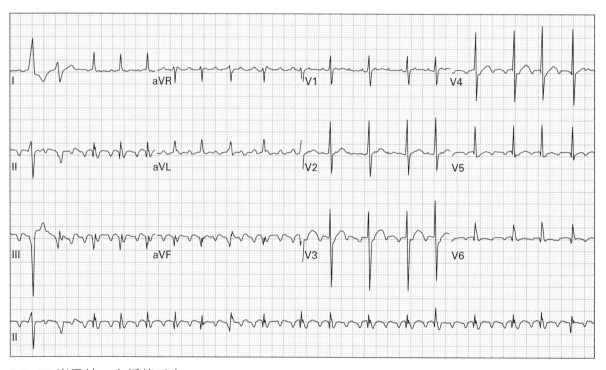

84. 85 岁男性，心悸伴乏力

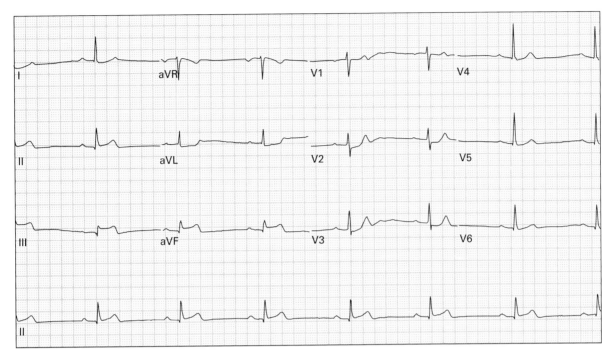

85. 63 岁男性，上腹部烧灼感、嗳气、出汗、头晕

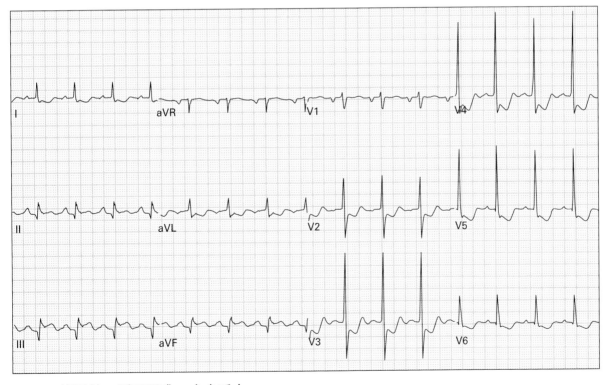

86. 70 岁男性，呼吸困难、全身乏力

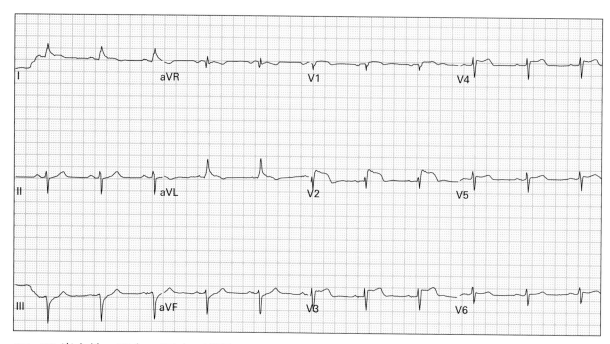

87. 70 岁女性，恶心、呕吐、出汗

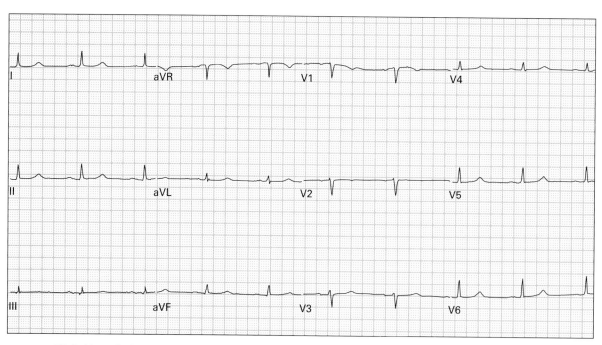

88. 55 岁女性，病态肥胖，出现全腹疼痛

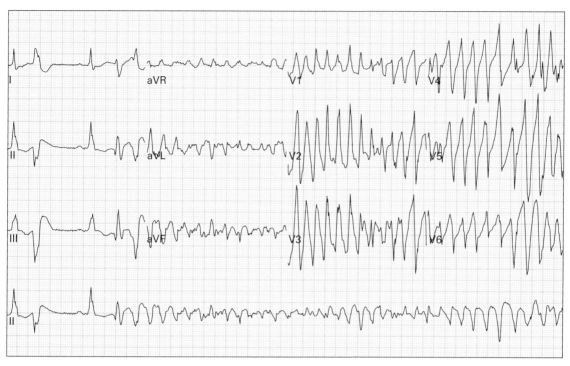

89. 44 岁长期酗酒者，持续性呕吐，心电图检查时无反应

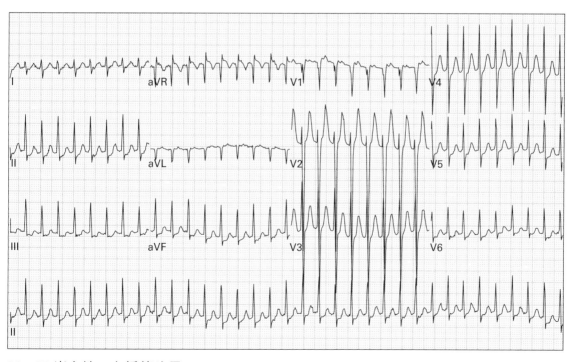

90. 25 岁女性，心悸伴头晕

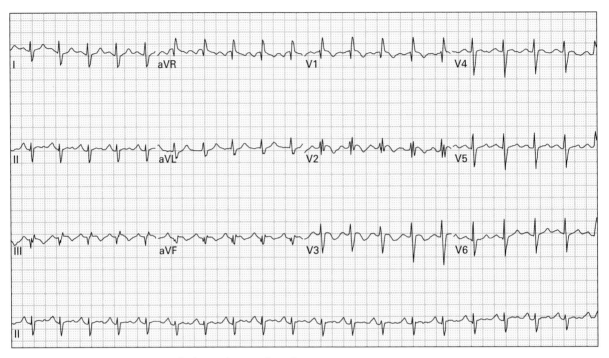

91. 28 岁女性，孕 8 周，胸痛、呼吸困难，血压 80/40 mmHg

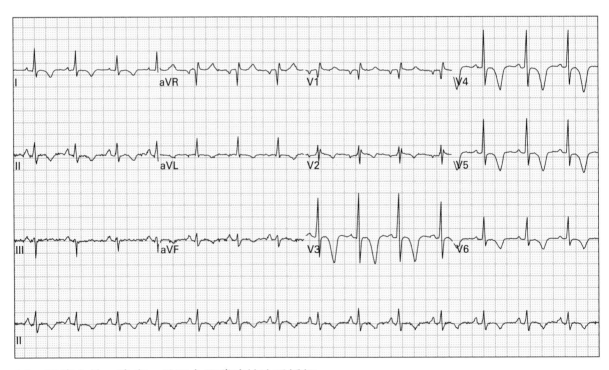

92. 47 岁女性，胸痛，舌下含服硝酸甘油后缓解

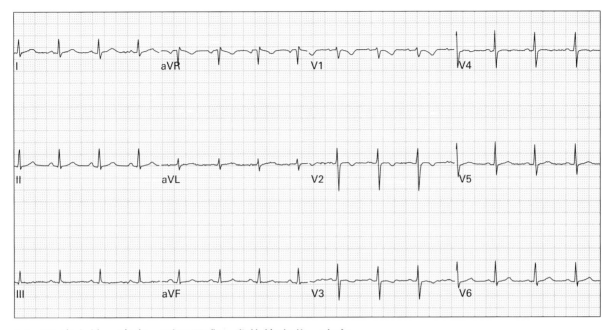

93. 38 岁女性，胸痛，呼吸困难，发热伴咳嗽、咳痰

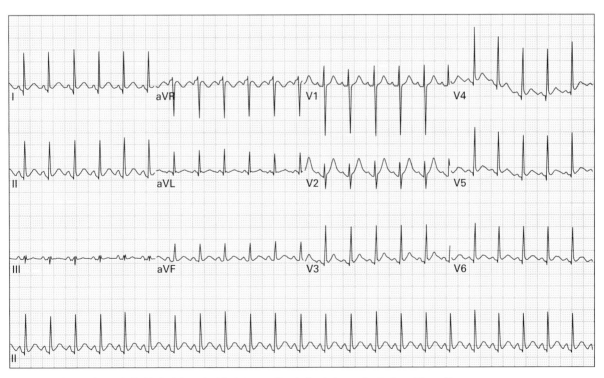

94. 46 岁女性，阵发性心悸，频繁出汗，体重在过去一个月内下降了约 7 kg

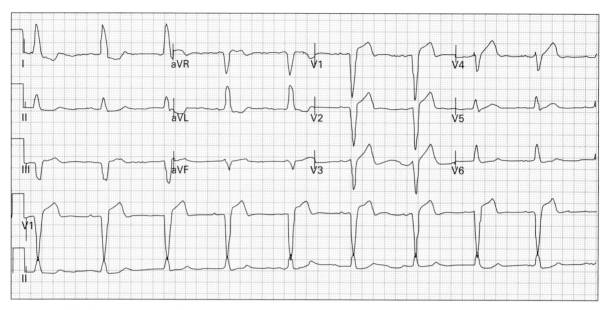

95. 84 岁女性，恶心、呕吐

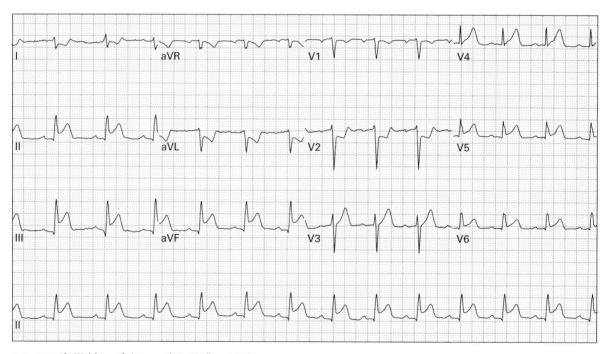

96. 57 岁男性，胸闷、呼吸困难、恶心

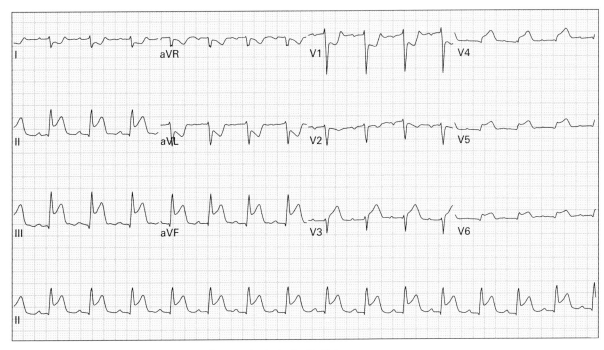

97. 57 岁男性，胸闷、呼吸困难、恶心（右室导联）

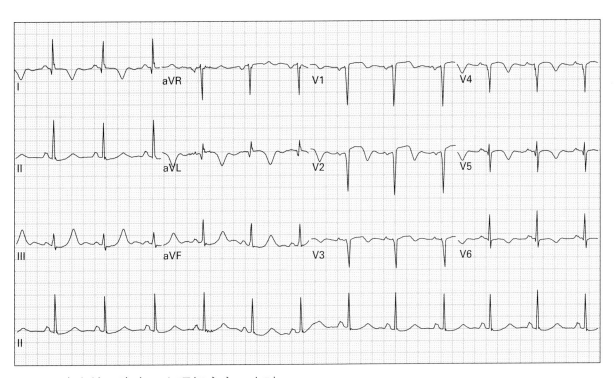

98. 45 岁女性，胸痛、左颈部疼痛 8 小时

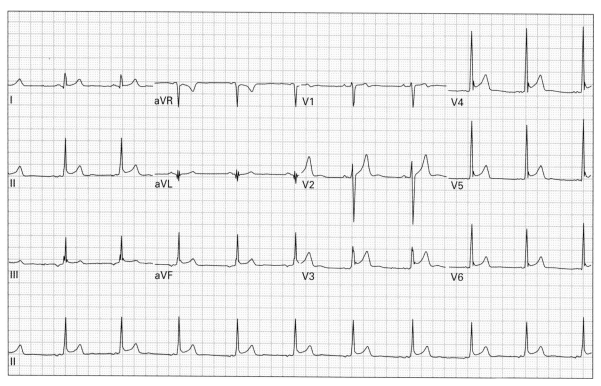

99. 24 岁女性，目击出血后发生晕厥，无疼痛

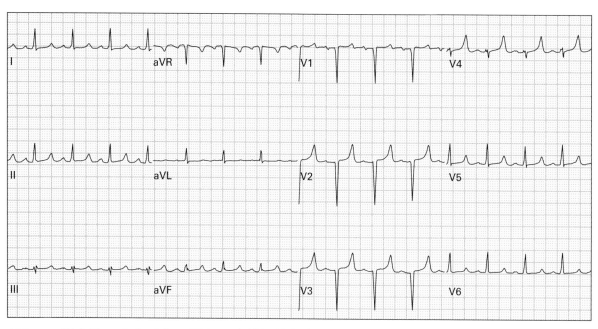

100. 26 岁女性，全身乏力、恶心，合并慢性肾衰竭

心电图分析与解读

（除非特殊说明，心率指心室率，电轴指 QRS 波电轴）

1. **窦性心律，心率 60 次 / 分，正常心电图**。窦性心律通常定义为心率为 60~100 次 / 分且 P 波电轴在 +15° 到 +75° 之间。窦性搏动可以通过 I、II 和 aVF 导联的直立的 P 波以及 aVR 导联的倒置的 P 波来识别。如果 P 波不符合这些标准，则意味着 P 波起源于异位心房。PR 间期应 ＞0.12 s；较短的 PR 间期表明可能是低位心房起源、房室交界区起源或存在预激综合征 [例如 Wolff–Parkinson–White（WPW）综合征]。正常心电图通常会在 aVR 和 V1 导联中显示 T 波倒置。III 导联 T 波倒置通常也是正常的。

2. **窦性心律不齐，心率 66 次 / 分，早复极（early repolarization，ER）**。窦性心律不齐是指窦性周期有轻微变异（＞0.16 s）的窦性心律。这会导致节律轻度不规则，通常在心率较低（＜70 次 / 分）时发生。ER 是一种常见的正常变异，尤其常见于健康青年男性。患者在多个导联中会有 ST 段

病例 2 配图

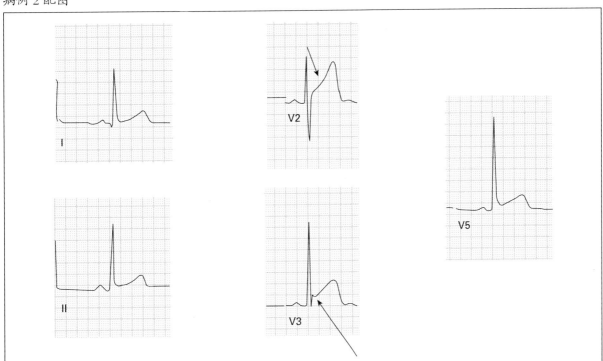

早复极（ER）——注意广泛 ST 段抬高在胸前导联（V2、V3 和 V5 导联）中比在肢体导联（I 和 II 导联）中更为明显。J 点抬高伴随 ST 段保持原有形态的抬高。ST 段弓背向下型抬高（小箭头）高度提示非急性心肌梗死引起的 ST 段抬高的特征。J 点常常出现切迹或不规则（大箭头）

抬高，但不会在 aVR 或 V1 导联出现。无对应导联 ST 段改变有助于区分 ST 段抬高型心肌梗死（ST-segment elevation myocardial infarction，STEMI）。急性心包炎可能难以与 ER 区分。导联中的 PR 段压低支持急性心包炎的诊断；然而，这两种情况的区分通常必须基于病史和体格检查：急性心包炎通常伴有与体位变化相关的胸膜炎性胸痛，并在心脏听诊时可能听到心包摩擦音。

3. **窦性心律，心率 91 次 / 分，一度房室传导阻滞。** 正常的 PR 间期为 0.12~0.20 s。该患者存在明显的一度房室传导阻滞，PR 间期为 0.32 s。

4. **异位房性心律，心率 82 次 / 分，其他方面正常。** Ⅰ、Ⅱ 和 aVF 导联的 P 波倒置，aVR 导联的 P 波直立。这些都表明异位心房起源的电活动。正常的 PR 间期（0.16 s）表明电活动起源于心房而非房室结。复习一下，窦性心律的诊断包括 Ⅰ、Ⅱ 和 aVF 导联的 P 波直立以及 aVR 导联的 P 波倒置。

5. **交界性心律，心率 50 次 / 分。** 交界性心律通常心率为 40~60 次 / 分，伴窄 QRS 波（除非有传导异常，例如束支传导阻滞）。如果交界性心律的心率为 61~100 次 / 分，称为"加速性交界性心律"；如果心率超过 100 次 / 分，称为"交界性心动过速"。在交界性心律中，P 波可能隐藏，或出现在 QRS 波之前或之后。当这些"交界性"P 波出现在 QRS 波之前时，会伴有短 PR 间期（＜0.12s），并且通常在 Ⅱ、Ⅲ 和 aVF 导联倒置。该患者最近开始服用钙通道阻滞剂治疗高血压。当药物停用后，窦性心律恢复，心率增加。

6. **加速性室性自主心律（accelerated idioventricular rhythm，AIVR），心率 65 次 / 分。** 室性逸搏心律通常心率为 20~40 次 / 分。当心率为 40~120 次 / 分时，称为"加速性心室心律"或"加速性室性自主心律"。当心率超过 120 次 / 分时，诊断为"室性心动过速"。该患者心电图提示房室分离，在心电图的后段易于发现。AIVR 常见于急性冠状动脉闭塞（acute coronary occlusion，ACO）情况下，特别是在使用溶栓剂后，AIVR 被认为是再灌注的标志，尽管再灌注可能不完全。临床上，AIVR 本身不会导致血流动力学不稳定，使用抗心律失常药物抑制这种心律可能会导致心脏停搏。最合适的处理方法是密切观察，因为这种心律失常通常会在几分钟内自行恢复，正如在本病例中一样。

7. **窦性心律，心率 100 次 / 分，右束支传导阻滞（right bundle branch block，RBBB）。** RBBB 通常表现为右胸导联中的 rSR′ 图形，有时也会看到单个宽 R 波或 qR 图形。侧壁导联（Ⅰ、aVL、V5、V6）的 S 波稍宽，QRS 时限 ≥ 0.12 s。如果符合所有标准，但 QRS 波时限 ≤ 0.12 s，则诊断为不完全性 RBBB。V1~V3 导联常显示 ST 段压低和 T 波倒置。与左束支传导阻滞不同，RBBB 不应在任何导联中产生 ST 段抬高；因此任何 ST 段抬高都应提醒医护人员可能存在急性心肌梗死。

8. **窦性心律，心率 80 次 / 分，一度房室传导阻滞，左束支传导阻滞（left bundle branch block，LBBB）。** LBBB 的特征是 QRS 波时限延长（≥ 0.12 s），QRS 电轴左偏，Ⅰ、aVL 和 V6 导联宽大的 R 波且无 Q 波，V1~V3 导联中深宽的 S 波。所有导联中，QRS 主波方向与 ST 段（通常还有 T 波）的方向相反 ["适当不一致（appropriate discordance）原则"]。这种 QRS 波与 ST 段的关系

病例 8 配图。LBBB 伴有适当的 ST-T 改变

(i)

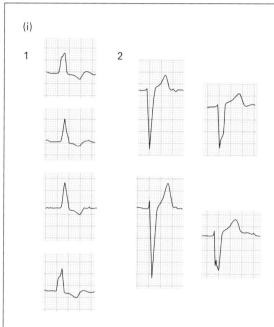

1. LBBB 的侧壁导联（I、aVL、V5 和 V6）；
   注意 ST 段压低伴 T 波倒置
2. LBBB 的右胸至胸前中部导联（V1~V4）；
   注意 ST 段抬高伴 T 波高大

(ii)

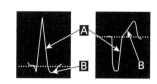

在 LBBB 中，QRS 波与 ST-T 的正常关系被称为"适当不一致原则"。注意，"A"是 QRS 波的主要和终末部分，位于基线的一侧，而"B"是 ST-T 的起始上升部分，位于基线的另一侧

(iii)

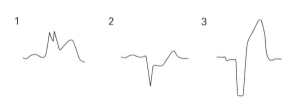

LBBB 情况下 ACO 相关的心电图改变：
1. ST 段抬高：ST 段抬高且与 QRS 波终末部分位于基线的同一侧（同向性 ST 段抬高）
2. ST 段压低：ST 段压低且与 QRS 波终末部分位于基线的同一侧（在 V1~V3 导联中的任何一个导联上出现的同向性 ST 段压低）
3. ST 段抬高位于 QRS 波终末部分的对侧（过度、非同向的 ST 段抬高，其幅度超过 S 波幅度的 25%；即 ST 段抬高与 S 波之比 >0.25）

导致在 QRS 波正向导联中出现 ST 段压低，而在 QRS 波负向导联中出现 ST 段抬高。该患者有既往 LBBB 和临界一度房室传导阻滞。增加 β 受体阻滞剂的剂量可能导致了一度房室传导阻滞的加重。

9. **窦性心律，心率 81 次 / 分，左前分支传导阻滞（left anterior fascicular block，LAFB）**。LAFB 表现为 QRS 电轴左偏、I 和 aVL 导联中 qR 波、III 导联 rS 波，以及无其他电轴左偏原因。电轴左偏的鉴别诊断包括：LAFB、LBBB、下壁心肌梗死、左心室肥大、心室异位搏动、起搏波、WPW 综合征。电轴左偏也可能是老年人的正常变异。

10. **窦性心律，心率 85 次 / 分，RBBB，左后分支传导阻滞（left posterior fascicular block，LPFB）**。RBBB 伴分支传导阻滞称为"双束支传导阻滞"。LPFB 比 LAFB 少见，通常与 RBBB 同时发生，而非孤立发生。下壁导联中的 T 波倒置在这种类型的双束支传导阻滞中常见。LPFB 表现为电轴右

偏、Ⅲ 导联 qR 波、Ⅰ 和 aVL 导联 rS 波，以及无其他电轴右偏原因。电轴右偏的鉴别诊断包括：LPFB、侧壁心肌梗死、右心室肥大、急性（如肺栓塞）和慢性（如肺气肿）肺疾病、心室异位搏动、高钾血症、钠通道阻滞药物（如三环类抗抑郁药）过量、中毒、WPW 综合征、导联错位和右位心。正常年轻人或瘦高个成年人由于垂位心也可能在心电图上表现为电轴右偏。新生儿和婴儿在左心室主导形成前电轴右偏也很常见。复习一下，RBBB 图形中 QRS 波电轴通常在正常范围内；因此，对于具有 RBBB 和异常 QRS 波电轴的患者，应考虑潜在的分支传导阻滞。

11. **异位房性心动过缓伴短 PR 间期，心率 50 次 / 分，急性前壁、高侧壁心肌梗死。**P 波存在伴短 PR 间期（<0.12 s），提示心搏起源于房室结附近。然而交界性心律通常在下壁导联中表现为 QRS 波前出现倒置的 P 波，因此这可能是起源于心房下部、房室结附近的冲动，从而导致了短 PR 间期。WPW 综合征也可以产生短 PR 间期，但由于缺乏 δ 波，这种诊断可能性较小。其他形式的预激综合征在没有快速性心律失常的情况下很少被诊断出来。胸导联中存在 ST 段抬高，提示急性 ST 段抬高型心肌梗死（STEMI）。Ⅰ 导联和 aVL 导联中也存在 ST 段抬高，提示左心室高侧壁受累。下壁导联中存在对应导联 ST 段压低，显著增加了 ST 段抬高对于急性心肌梗死的特异性。

12. **窦性心律伴二度房室传导阻滞 Ⅰ 型（Mobitz Ⅰ 型，文氏阻滞），心率 50 次 / 分，左心室肥大（left ventricular hypertrophy，LVH）伴 RBBB。**Mobitz Ⅰ 型的特点是 P 波规律（本例心房率约为 65 次 / 分），PR 间期逐渐延长，直到 P 波未能下传到心室。通常还会出现 RR 间期逐渐缩短，直到 P 波未能下传。基于 aVL 导联 R 波振幅 >11 mm，该心电图诊断为 LVH。电轴左偏是由于 LVH 引起的。

13. **室性心动过速（ventricular tachycardia，VT），心率 140 次 / 分。**当心电图节律为规律的宽 QRS 波心动过速时，鉴别诊断包括窦性心动过速（sinus tachycardia，ST）伴差异性传导、室上性心动过速（supraventricular tachycardia，SVT）伴差异性传导和 VT。当心房波和心室波不是按照 1∶1 关系出现时可以排除 ST。难点是鉴别室性心动过速与室上性心动过速伴差异性传导。该图中出现了房室分离（P 波间歇性出现，尤其是在 V1 和 Ⅱ 导联中）可以排除 SVT。一般来说，规律的宽 QRS 波心律失常如果没有出现规律的窦性 P 波，可以当作 VT 来处理。如果不恰当地将 VT 当作 SVT 处理可能会导致血流动力学不稳定。

14. **窦性心律，心率 87 次 / 分，WPW 综合征。**WPW 综合征是最常见的心室预激综合征，其特点是以下三联征：

- 短 PR 间期 <0.12 s
- QRS 波延长 >0.10 s
- QRS 波上升段呈现"δ 波"形态

WPW 综合征可能类似心室肥大、束支传导阻滞，以及在下壁或后壁心肌梗死中出现的宽大 Q 波或 V1~V2 导联中的 R 波。该图中的电轴左偏归因于 WPW 综合征。

15. 窦性心动过速，心率 155 次 / 分。当心电图为规律的窄 QRS 波心动过速时，鉴别诊断包括窦性心动过速、室上性心动过速和心房扑动。区分三者需要对心房的活动认真评估。该图中 P 波与 QRS 波呈 1：1 关系，明确了窦性心动过速的诊断。

16. 窦性心动过缓（ sinus bradycardia，SB ），心率 50 次 / 分，左心室肥大（ LVH ）和急性心包炎。LVH 的诊断基于 V5（ 或 V6 ）导联 R 波幅度与 V1 导联 S 波幅度之和 ＞35 mm。该心电图还存在广泛导联的 ST 段抬高、缺乏对应导联的 ST 段改变，以及在多个导联中存在（ 微弱的 ）PR 段压低，支持急性心包炎而非 STEMI 或早复极的诊断。该患者的心脏查体可闻及心包摩擦音。

17. 心房扑动伴 2：1 房室传导，心率 150 次 / 分。心电图显示规律的窄 QRS 波心动过速，因此鉴别诊断包括窦性心动过速、室上性心动过速和心房扑动。心房活动（ 扑动波 ）的频率为 300 次 / 分，在下壁导联中是倒置的，并表现为典型的"锯齿"形。当心室率为（ 150±20 ）次 / 分时，应高度怀疑心房扑动，并仔细检查心电图以寻找扑动波的存在。

18. 窦性心律，心率 85 次 / 分，T 波异常提示前壁和下壁心肌缺血，电轴右偏。心电图高度提示急性肺栓塞，患者确实患有急性肺栓塞。心电图显示经典的 $S_I Q_{III} T_{III}$ 征象（ I 导联出现 S 波，III 导联出现 Q 波和倒置的 T 波 ）。虽然这种三联征被认为是"经典"的，但它在肺栓塞（ pulmonary embolism，PE ）病例中仅占不到 10%~15%，且非特异性。T 波倒置在急性肺栓塞中非常常见，在下壁和前间壁导联同时出现新发的 T 波倒置时应强烈考虑此诊断。电轴右偏通常出现在急性（ 例如急性肺栓塞 ）或慢性（ 例如肺气肿 ）肺病患者的心电图中。

19. 快心室率心房颤动，心率 155 次 / 分，非特异性 ST 段压低。当心电图节律为不规律的窄 QRS 波心动过速时，鉴别诊断包括心房颤动、心房扑动伴不规律房室传导，以及多源性房性心动过速（ multifocal atrial tachycardia，MAT ）。区分这三者基于对心房活动的仔细评估。心房扑动伴随规律的心房活动（ 扑动波 ）。MAT 伴随不规律的心房活动，且心房波形态会有所不同（ 必须存在至少三种不同的形态才能确诊 ），通常还伴有 PR 间期的变化。心房颤动则不会伴随任何规律的心房波。在多个导联中可见轻微的 ST 段压低，常见于快速心律失常中。

20. 起搏心电图，房室顺序激动，心率 70 次 / 分，100% 起搏心律。心房起搏表现为初始的"尖刺"起搏信号。随后出现心房波，之后在预设的延迟后出现另一个尖刺信号。紧接着第二个尖刺信号出现 QRS 波，表示成功的心室夺获和去极化。QRS 波呈 LBBB 形态，伴随 ST 段 / T 波不一致。最重要的是每对起搏器尖刺信号后都有心室夺获，表明起搏器功能正常。见下页配图。

21. 交界性心动过速，心率 110 次 / 分，RBBB。QRS 波之前 P 波缺失，因此排除了房性心律。相反，可以在 QRS 波之后找到 P 波。这种"逆行"房性活动是交界性心律的典型特征。还注意到 QRS 波呈 RBBB 形态。该心律在静脉注射一次腺苷后转变为窦性心律伴 RBBB。

病例 20 配图。AV 起搏节律

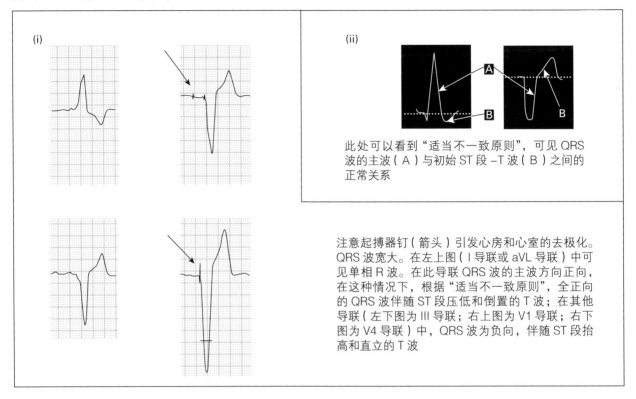

(i)

(ii)

此处可以看到"适当不一致原则"，可见 QRS 波的主波（A）与初始 ST 段 –T 波（B）之间的正常关系

注意起搏器钉（箭头）引发心房和心室的去极化。QRS 波宽大。在左上图（I 导联或 aVL 导联）中可见单相 R 波。在此导联 QRS 波的主波方向正向，在这种情况下，根据"适当不一致原则"，全正向的 QRS 波伴随 ST 段压低和倒置的 T 波；在其他导联（左下图为 III 导联；右上图为 V1 导联；右下图为 V4 导联）中，QRS 波为负向，伴随 ST 段抬高和直立的 T 波

22. **窦性心动过速，心率 110 次 / 分，RBBB，右心室肥大（right ventricular hypertrophy，RVH），陈旧性前间壁心肌梗死。**虽然 RVH 的诊断标准很多，但最常见的是电轴右偏、R 波：S 波在 V1 导联中 >1，在 V6 导联中 <1，且 V1 导联中的 R 波幅度 >7 mm。然而，正如该图所示，在存在 RBBB 的情况下，V1 导联中的 R 波幅度必须 >15 mm。该患者由于严重的慢性阻塞性肺疾病导致了 RVH。右胸导联中存在 Q 波，表明存在陈旧的前间壁心肌梗死。

23. **室上性心动过速（SVT），心率 135 次 / 分，RBBB。** 这种规律的宽 QRS 波心动过速，在没有窦性 P 波的情况下，应直接考虑 VT。然而，主治医生迅速获得了既往的心电图（如病例 7 所示），该心电图显示窦性心律伴有预先存在的 RBBB。最重要的是，两份心电图中的 QRS 波形态完全一致；因此，诊断为伴 RBBB 的 SVT。该患者通过腺苷治疗成功。

24. **加速性交界性心律，心率 84 次 / 分，QT 间期延长，提示低体温的 J 波。**心电图中记录的伪影是由战栗引起的——该患者的体温为 25.6℃（78.1°F）。在胸导联中可见显著的 J 波（也称为"Osborne 波"）。J 波是在 QRS 波的末端部分出现的正向偏移。低体温患者中 J 波的确切原因尚不清楚。虽然 J 波被认为对低体温高度敏感且特异，但并不是低体温的特征性表现。低体温还与

QRS 波和 QT 间期延长有关（本例中 QT 间期为 0.540 s，QTc 间期为 0.640 s）。QT 间期延长的其他原因包括低钾血症、低镁血症、低钙血症、急性心肌缺血、颅压升高、应用钠通道阻滞剂（例如三环类抗抑郁药、奎尼丁等）和先天性长 QT 间期综合征。

25. **窦性心律，心率 66 次 / 分，偶发房性期前收缩（premature atrial contraction，PAC），左心室肥大，陈旧性高侧壁心肌梗死，下壁导联非特异性 T 波异常，地高辛效应。**第 2 个和第 7 个 QRS 波在心动周期中提前发生，且有细小的 P 波，因此被视为 PAC。I 导联和 aVL 导联中的 Q 波提示既往左心室侧壁心肌梗死。只有 I 导联和 aVL 导联受累，通常认为这是左心室的"高侧壁"受累。V5 和 V6 导联的 ST 段压低和 T 波倒置的外观类似于曲棍球棒的末端。这种"曲棍球棒"外观，也经常被称为"Salvador Dali 胡须"表现，通常与地高辛的使用有关（称为"地高辛效应"）。然而，它并不一定与地高辛中毒相关。在服用地高辛的患者中，PAC 也常见。

26. **起搏器植入状态，心率 80 次 / 分，100% 心室起搏。**ST 段和 T 波与 QRS 波呈"适当不一致原则"，类似于 LBBB。

27. **室上性心动过速（SVT），心率 165 次 / 分。**规律的窄 QRS 波心动过速。通过观察心房活动的存在及其类型，可以鉴别三种主要的原因（窦性心动过速、SVT、心房扑动）。在本例中，下壁导联可见逆行 P 波，这在 SVT 中是一种常见现象。该患者通过刺激迷走神经转为窦性心律。

28. **窦性心律不齐，心率 75 次 / 分，持续性幼稚型 T 波。**正常儿童和青少年的 T 波向量稍微偏后，导致右胸导联 T 波倒置。随着年龄的增长，T 波向量逐渐偏前，导致 V2~V3 导联中的 T 波直立，有时 V1 导联也会出现这种情况。正常的年轻人（≤ 40 岁），尤其是女性，可能会持续存在 V1~V3 导联的 T 波倒置，有时甚至扩展到 V4 导联。这被称为"持续性幼稚型 T 波"。这些 T 波倒置是不对称的，且较浅（深度 <3 mm）。如果倒置是对称的或深度较大，或者患者年龄超过 45~50 岁，则应考虑心肌缺血。

29. **窦性心律不齐，心率 65 次 / 分，左心室肥大（LVH），早复极（ER）。**该心电图最显著的特征是 T 波高耸。T 波高耸可能是急性心肌缺血的早期表现，但也可能在其他情况下发现，包括高钾血症、急性心包炎、LVH、ER、束支传导阻滞和预激综合征。该患者多次心电图检查显示没有随时间改变，其心肌缺血的检查结果也为阴性。见病例 29 配图。

30. **窦性心律，一度房室传导阻滞，心率 62 次 / 分，急性下壁、侧壁心肌梗死，可能存在右室心肌梗死。**在下壁和侧壁导联存在 ST 段抬高，同时在 I、aVL 和 V1~V3 导联存在 ST 段压低。当 III 导联的 ST 段抬高幅度明显大于 II 导联时，可能存在右室心肌梗死。可以通过加做右室导联心电图来更明确地诊断右室心肌梗死（另见病例 31）。见病例 30 配图。

病例 29 配图

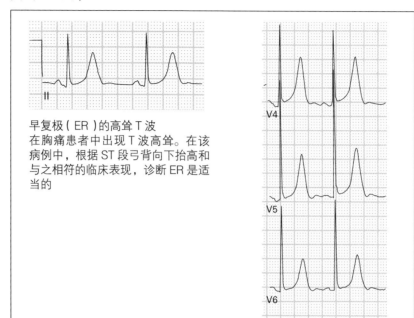

早复极（ER）的高耸 T 波

在胸痛患者中出现 T 波高耸。在该病例中，根据 ST 段弓背向下抬高和与之相符的临床表现，诊断 ER 是适当的

病例 30 配图。下壁、侧壁、后壁心肌梗死，累及右室心肌

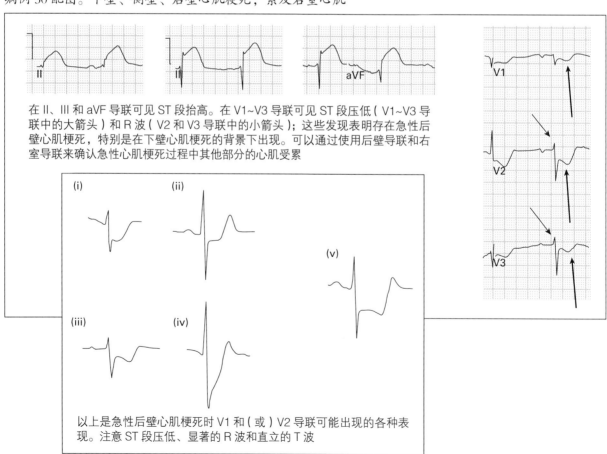

在 II、III 和 aVF 导联可见 ST 段抬高。在 V1~V3 导联可见 ST 段压低（V1~V3 导联中的大箭头）和 R 波（V2 和 V3 导联中的小箭头）；这些发现表明存在急性后壁心肌梗死，特别是在下壁心肌梗死的背景下出现。可以通过使用后壁导联和右室导联来确认急性心肌梗死过程中其他部分的心肌受累

以上是急性后壁心肌梗死时 V1 和（或）V2 导联可能出现的各种表现。注意 ST 段压低、显著的 R 波和直立的 T 波

31. **右室导联（与病例 30 为同一患者）：窦性心律，一度房室传导阻滞，心率 62 次 / 分，急性下壁、右室心肌梗死。** 通过右室导联 V4R、V5R 或 V6R（此处 "R" 指导联置于右胸壁）的 ST 段抬高 ≥ 0.5 mm 可诊断为急性右室心肌梗死。右室导联置于右侧胸壁，与正常胸导联位置呈对称关系，肢体导联位置不变。约 1/3 的急性下壁心肌梗死患者合并右室心肌梗死，导致病死率上升。在急诊情况下，诊断右室心肌梗死至关重要，因在此情况下硝酸甘油和其他降低前负荷的药物可导致显著的低血压，应谨慎使用。

病例 31 配图。急性右室、后壁心肌梗死的右室导联心电图

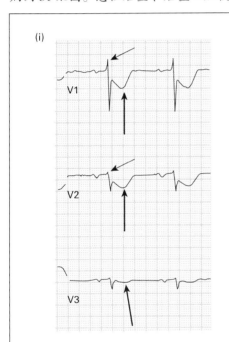

（i）右室导联心电图表现符合急性后壁、右室心肌梗死表现。V1、V2 导联 R 波振幅低，提示近期发作心肌梗死，但 R 波振幅在随后几小时逐渐上升，同时 V1~V3 导联 ST 段压低（大箭头），这些表现符合急性后壁心肌梗死表现。V4R~V6R 导联（箭头）ST 段抬高提示急性右室心肌梗死。因右心室心肌质量相对较小，因此右室心肌梗死时 ST 段抬高幅度较低（心肌质量小导致损伤电流小，因此 ST 段抬高幅度低）。右室导联 ST 段抬高 ≥ 0.5 mm 可考虑诊断急性右室心肌梗死

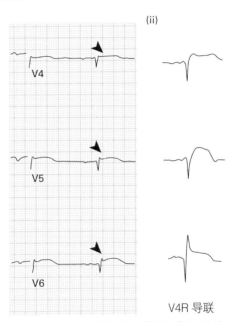

V4R 导联

（ii）另一例 V4R 导联 ST 段抬高，提示急性右室心肌梗死。V4R 导联（置于右胸壁与 V4 导联对称位置）对急性右室心肌梗死的诊断意义等同于整个右胸导联 V1R~V6R

32. **窦性心律，心率 75 次 / 分，频发室性期前收缩（ premature ventricular contraction，PVC ），呈室性二联律**。缺血性或出血性卒中常伴随心电图改变，可出现心动过速、房室传导阻滞、ST 段改变和 T 波异常。这些表现通常为一过性，正如该患者所见。

33. **窦性心动过缓，心率 51 次 / 分，T 波改变提示前壁心肌缺血和潜在的冠状动脉心脏病。V2~V3 导联 T 波双向。** 1982 年 Wellens 等[1] 第一次描述了胸导联（典型的为胸前中部导联 V2~V3，±V4）T 波异常高度提示左前降支近段阻塞。T 波可表现为双向、深倒（更为常见）。药物治疗效果差，最佳治疗为经皮冠状动脉介入治疗（球囊扩张或支架植入）。这种双向 T 波在患者胸痛缓解时可持续存在，也可出现动态变化，目前被描述为 Wellens 征。该患者高度怀疑在就诊前出现心肌梗死，被收入院进一步治疗。次日，患者再次发作胸痛，急诊冠状动脉造影证实左前降支近段 90% 狭窄，进行了冠状动脉介入治疗。

病例 33 配图。Wellens 综合征双向 T 波

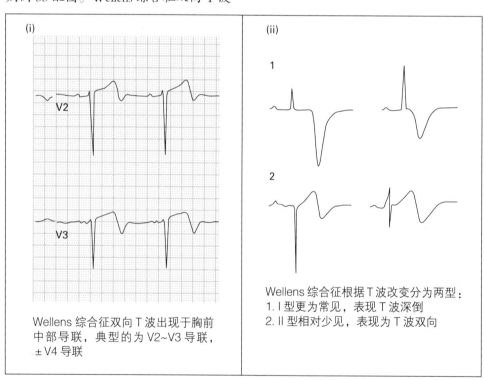

(i)

V2

V3

Wellens 综合征双向 T 波出现于胸前
中部导联，典型的为 V2~V3 导联，
±V4 导联

(ii)

1

2

Wellens 综合征根据 T 波改变分为两型：
1. I 型更为常见，表现 T 波深倒
2. II 型相对少见，表现为 T 波双向

34. **窦性心律，频发房性期前收缩（PAC），呈房性三联律，心率 61 次 / 分。**因 PAC 心律呈现有规律的不齐。较窦性 P 波提前出现的 P′ 波提示 PAC。P′ 波形态和 RP 间期与窦性心律时通常存在轻微差异。PAC 导致窦房结重整，表现为下一窦性心搏前出现代偿间歇。

35. **交界性心律，心率 40 次 / 分，左心室肥大，陈旧性前间壁心肌梗死，T 波改变提示下壁、前壁、侧壁心肌缺血。**窄 QRS 波，且多数 QRS 波前 P 波缺失，因此诊断为交界性心律。仅有一个 P 波出现于最后一个 QRS 波前，但 PR 间期非常短，因此不太可能与 QRS 波存在传导关系。V1~V2 导联可见 Q 波，提示陈旧性心肌梗死。下壁、前壁、侧壁 T 波倒置提示急性心肌缺血（可能继发于心动过缓）。该患者因 β 受体阻滞剂中毒接受胰高血糖素治疗，随后恢复窦性心律，心率上升至 70 次 / 分，T 波恢复正常。

36. **心房扑动伴不等比房室传导，心率 167 次 / 分。**窄 QRS 波不规律心动过速，鉴别诊断包括心房颤动、心房扑动伴不等比房室传导和多源性房性心动过速。这三种心律失常的鉴别需要对心房电活动的心电图表现进行仔细观察。该患者通过下壁导联负向的扑动波可诊断为心房扑动。因不等比房室传导（2∶1、3∶1 和 4∶1）导致心律不规则。侧壁导联 ST 段压低，这种情况在房性快速性心律失常时常见，与严重冠状动脉狭窄无必然联系。电交替（electrical alternans，EA）指 QRS 波振幅规律变化，出现于 V5 和 V6 导联。对于窦性心律患者，EA 通常提示存在心包积液。但是，在房性快速性心律失常中常见 EA，无明显临床意义。

37. **窦性心律，心率 69 次 / 分，急性下壁、侧壁心肌梗死，可疑后壁受累。**急性下壁心肌梗死时 aVL、V1~V3 导联的 ST 段压低，为典型镜像改变。右胸导联 ST 段压低提示可能合并后壁心肌梗死。约 1/3 的急性下壁心肌梗死患者出现后壁受累，因此该患者可能为急性下壁、后壁心肌梗死。

38. **快心室率心房颤动，心率 127 次 / 分，RBBB。**宽 QRS 波不规律心动过速鉴别诊断包括心房颤动伴差异性传导（如束支传导阻滞或 WPW 综合征）和多形性室性心动过速（polymorphic ventricular tachycardia，PVT），通过心率和 QRS 波形态可进行鉴别。心房颤动伴束支传导阻滞通常心率不超过 200 次 / 分，而其他两种情况心率可达 200~250 次 / 分。而且，心房颤动伴束支传导阻滞时 QRS 波形态无显著变化，而心房颤动伴 WPW 综合征和 PVT 时 QRS 波振幅和宽度通常出现显著的变异。心房颤动伴 WPW 综合征与 PVT 鉴别更为困难。PVT 通常出现更紊乱的心电图表现，患者几乎均存在血流动力学不稳定表现。而且，PVT 时通常伴随 QRS 波电轴变化，而心房颤动伴 WPW 综合征时 QRS 波电轴基本不变。心率超过 250 次 / 分的患者容易迅速出现血流动力学不稳定表现，进行急诊电复律为最安全的治疗。V1 导联 QRS 波为 rsR 形态，QRS 波时限 ≥0.12 s，侧壁导联 S 波增宽，因此诊断为 RBBB。

39. **室性心动过速（VT），心率 170 次 / 分**。根据 V1 导联 QRS 波形态和 QRS 波后的逆行 P 波很容易被误诊为室上性心动过速伴 RBBB。但是，VT 可类似 LBBB 或 RBBB 表现，也可出现逆行 P 波。该患者在药物治疗后仍反复出现 VT 发作。射频消融治疗可治愈。电生理检查证实为 VT。

病例 39 配图。一例室性心动过速患者的宽 QRS 波心动过速心电图

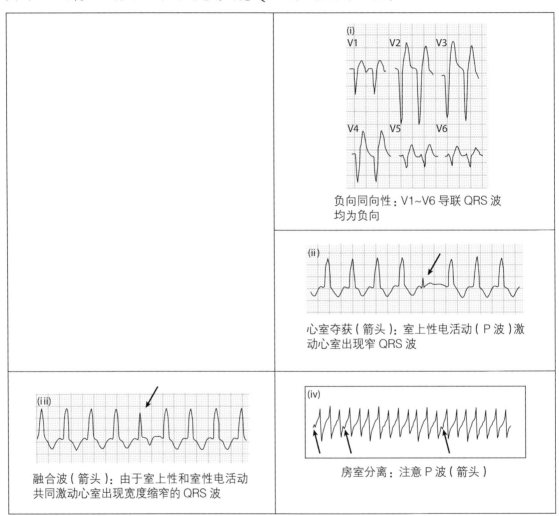

40. **窦性心律，偶发房性期前收缩，心率 80 次 / 分，左心室肥大，急性下壁、后壁心肌梗死。** 后壁心肌梗死通常伴随下壁心肌梗死，少数情况也可伴随侧壁心肌梗死，孤立性后壁心肌梗死罕见（4%~5%）。急性心肌梗死多伴随 ST 段抬高、T 波倒置和 Q 波形成。因右胸导联（V1~V3 导联）为后壁心肌的镜像导联，因此后壁心肌梗死时出现 V1~V3 导联 ST 段压低、T 波直立和高大的 R 波，正如该例所见。另一种诊断后壁心肌梗死的方法为进行后壁导联心电图检查（将 V5、V6 导联放置于左肩胛下角的下外侧和正下方）评估 ST 段抬高情况。该患者初始心电图 V6 导联放置于左肩胛下角的下外侧，ST 段轻度抬高，确诊为后壁心肌梗死。

41. **窦性心律，心率 70 次 / 分，急性下壁、后壁心肌梗死。** 该心电图为病例 40 患者约 2 小时后复查的心电图。给予溶栓和其他药物治疗后患者仍有持续性胸痛。心电图发现下壁导联 Q 波和持续性 ST 段抬高，提示进行性心肌缺血。心电图还发现右胸导联 R 波振幅增加，提示后壁心肌梗死。随后，患者成功接受了经皮冠状动脉支架植入术。

42. **窦性心动过缓，二度 II 型房室传导阻滞（Mobitz II 型），心率 50 次 / 分，LBBB。** P 波间歇脱落为 Mobitz II 型特征性表现，与 Mobitz I 型类似。但与 Mobitz I 型不同，Mobitz II 型未脱落的 P 波 PR 间期固定。常伴随束支传导阻滞。

43. **窦性心律，心率 88 次 / 分，一度房室传导阻滞，陈旧性下壁心肌梗死。** 在包括 II 导联在内的多数导联 P 波不明显，因此容易被误诊为加速性交界性自主心律。但是，V1 导联 P 波规律出现且 PR 间期延长，提示一度房室传导阻滞。在其他导联 P 波与 T 波重合不易发现。因与 P 波重合，V2~V4 导联 T 波形态轻度改变。获得一份 12 导联心电图后，**所有导联图形都应被仔细审阅以便诊断潜在的心律失常，而不应仅凭 II 导联**。在很多情况下，V1 导联为识别 P 波的最佳导联。

44. **窦性心律，心率 72 次 / 分，陈旧性前间壁心肌梗死，下壁、前壁、侧壁心肌缺血，QT 间期延长。** 前间壁 Q 波形成、T 波倒置为陈旧性心肌梗死的表现。但 QT 间期延长（QT 间期 0.516 s，QTc 间期 0.565 s）为新发异常。QT 间期延长和手足抽搐为低钙血症所致（血钙浓度 5.0 mg/dl，正常为 8.8~10.2 mg/dl）。其他引起 QT 间期延长的常见电解质紊乱包括低钾血症、低镁血症。与其他病因不同，低钙血症所致 QT 间期延长完全是因 ST 段延长所致，T 波宽度保持不变。

45. 窦性心律，心率 95 次 / 分，T 波改变提示下壁、前壁、侧壁心肌缺血，QT 间期延长。弥漫性 T 波倒置为新发异常。QT 间期延长（QT 间期 0.448 s，QTc 间期 0.560 s）继发于急性心肌缺血。该患者 QT 间期延长是因 T 波增宽所致，与病例 44 的 QT 间期继发于 ST 段延长完全不同。

病例 45 配图。心肌缺血导致前壁 T 波倒置

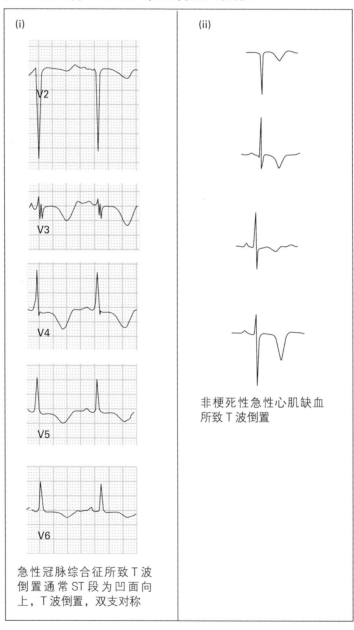

(i)

V2

V3

V4

V5

V6

急性冠脉综合征所致 T 波倒置通常 ST 段为凹面向上，T 波倒置，双支对称

(ii)

非梗死性急性心肌缺血所致 T 波倒置

46. **窦性心动过速，心率 155 次 / 分，T 波改变提示前壁、侧壁心肌缺血。**窄 QRS 波心动过速主要诊断包括窦性心动过速、室上性心动过速和心房扑动。每一个 QRS 波前均有 P 波，PR 间期正常，排除室上性心动过速。仔细观察，未发现扑动波，因此排除心房扑动。III 导联可见孤立性 Q 波。孤立性 Q 波通常出现于 III 或 aVF 导联，无临床意义。侧壁导联 T 波改变为新发异常。该患者恶心、呕吐为心绞痛等同症状。持续的恶心、呕吐导致脱水和心动过速。

47. **窦性心律，双腔起搏器植入状态，心率 80 次 / 分，100% 起搏心律。**双腔起搏器植入后如果自身心房电活动未出现，心房电极将起搏心房产生电活动。本例窦房结似乎工作正常。无论心房电活动是自身产生还是起搏诱发，心室电极均随之起搏心室。

48. **快心室率心房颤动，心率 150 次 / 分，LAFB。**窄 QRS 波不规律心动过速除心房颤动外，还需鉴别心房扑动伴不等比房室传导和多源性房性心动过速（MAT）。无明显心房电活动排除了心房扑动和 MAT。

49. **心房扑动伴不等比房室传导，心率 84 次 / 分，陈旧性前间壁心肌梗死，T 波改变提示侧壁心肌缺血。**下壁导联可见扑动波，尽管相比前述病例不明显。本例的 V1 导联为观察心房电活动的最佳导联。P 波与 T 波融合表现为 V1 导联 T 波振幅增加或形态轻度改变。

50. **窦性心律，心率 75 次 / 分，急性侧壁心肌梗死。**前间壁和下壁导联镜像性 ST 段压低。Q 波出现提示部分心肌完全梗死。但是，持续性 ST 段抬高提示仍有缺血心肌处于存活状态可被有效治疗及时挽救。

51. **窦性心律，心率 52 次 / 分，T 波改变提示前间壁心肌缺血。**患者大于 50 岁，V1~V3 导联 T 波倒置，双支对称，不应被视为持续性幼稚型 T 波（一种正常变异，见病例 28）。III 导联孤立性 Q 波无临床意义。该患者 T 波倒置继发于非 Q 波性心肌梗死。右胸导联 T 波倒置还应考虑肺栓塞。进一步检查未发现急性心肌缺血和肺栓塞证据。

52.　**窦性心律，一度房室传导阻滞，心率 80 次 / 分，非特异性室内传导延迟，T 波高尖提示高钾血症。**
高钾血症典型 T 波改变为窄基底高尖 T 波，与其他原因（急性心肌缺血、急性心包炎、左心室肥大、早复极、束支传导阻滞和预激综合征）所致 T 波改变不同。高尖 T 波通常为高钾血症最早出现的心电图异常，具体表现与血钾浓度无明显关系。当血钾浓度进一步升高，其他心电图异常随之出现，包括 P 波振幅减小、PR 间期延长、QRS 波增宽（室内传导延迟）、高度房室传导阻滞、室内传导异常（包括分支传导阻滞和束支传导阻滞），最后出现正弦波形。这些异常表现与血钾浓度无明显相关性。该患者血钾浓度为 9.1 mmol/L（正常为 3.5~5.3 mmol/L）。

病例 52 配图

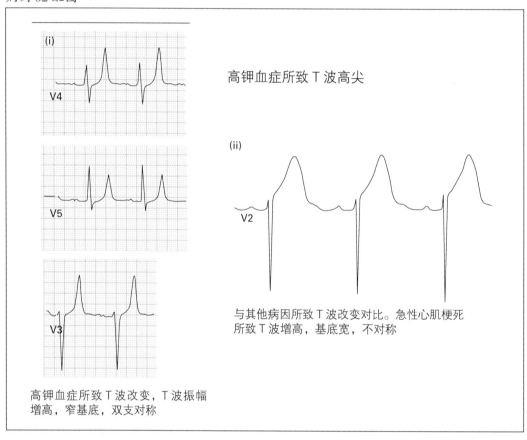

高钾血症所致 T 波高尖

与其他病因所致 T 波改变对比。急性心肌梗死所致 T 波增高，基底宽，不对称

高钾血症所致 T 波改变，T 波振幅增高，窄基底，双支对称

53.　**心房扑动伴 2：1 房室传导，心率 150 次 / 分。**心室率 150 次 / 分提示应仔细寻找扑动波。下壁导联扑动波通常为负向，表现为典型的锯齿波。该患者 II 导联扑动波更为明显。右胸导联扑动波为正向。1/2 的扑动波与 T 波融合，导致 T 波形态改变。当 T 波形态改变或出现尖锐形态（如 V1 导联）时应考虑到扑动波与 T 波融合的可能。

54. **窦性心动过缓，心率 40 次 / 分**。急诊医生应熟悉引起缓慢心律失常的药物，包括：β 受体阻滞剂、钙通道阻滞剂、地高辛、可乐定、乙醇、阿片类药物和其他镇静剂。

55. **室上性心动过速（SVT），心率 210 次 / 分**。窄 QRS 波规律心动过速鉴别诊断包括：窦性心动过速、SVT 和心房扑动。未见 P 波和扑动波，因此诊断为 SVT。

56. **快心室率心房颤动，偶发室性期前收缩，心率 140 次 / 分，RBBB，陈旧性下壁、前壁、侧壁心肌梗死**。宽 QRS 波不规律心动过速应首先考虑心房颤动伴室内传导异常（本例为 RBBB）、心房颤动伴预激综合征和多形性室性心动过速。除室性期前收缩外的 QRS 波形态恒定不变排除了后两种可能。电轴左偏由陈旧性下壁心肌梗死引起。V3~V6 导联的 Q 波提示陈旧性前壁、侧壁心肌梗死。

57. **窦性心律，心率 75 次 / 分，左心房扩大（left atrial enlargement，LAE），下壁导联非特异性 T 波低平，胸导联 U 波提示低钾血症**。任何导联 P 波存在切迹、时限 >0.11 s 或 V1 导联 P 波终末负向成分振幅 ≥1 mm、时限 ≥0.04 s 可诊断 LAE。胸导联存在明显 U 波（提示低钾血症，尽管非特异性表现），与 T 波形成"驼峰征"[2]。T 波和 U 波融合时出现貌似 QT 间期延长的表现，尽管此时实际 QT 间期正常。低钾血症其他心电图异常表现包括室性期前收缩和其他室性心律失常、ST 段压低（aVR 导联可能出现 ST 段抬高）和 T 波振幅下降。该患者血钾浓度为 2.9 mmol/L（正常为 3.5~5.3 mmol/L）。

58. **窦性心律，心率 80 次 / 分，左心房扩大，急性下壁心肌梗死，可疑后壁受累**。下壁导联 ST 段抬高，因此诊断为急性下壁心肌梗死。右胸导联 ST 段压低通常为急性下壁心肌梗死的镜像改变。但在该患者中，右胸导联 R 波振幅增加高度提示合并后壁心肌梗死。超声心动图也证实存在后壁心肌梗死。

59. **窦性心律，心率 80 次 / 分，近期下壁心肌梗死，持续性心肌缺血**。下壁导联 Q 波提示时间不定的透壁性心肌梗死。但 ST 段轻度抬高和 T 波倒置提示近期心肌梗死伴持续性心肌缺血。侧壁导联 ST 段轻度压低为镜像改变。

60. **窦性心律，心率 86 次 / 分，T 波改变提示前间壁心肌缺血，QT 间期延长**。QT 间期延长鉴别诊断包括：低钾血症、低镁血症、低钙血症、急性心肌缺血、颅压升高、钠离子通道阻滞剂效应（如三环类抗抑郁药、奎尼丁等）、低体温和先天性长 QT 间期综合征。由于存在 T 波倒置，该患者 QT 间期延长应首先考虑急性心肌缺血。但该患者基线心电图（见病例 51）也存在 T 波倒置。化验结果示血镁浓度 1.0 mmol/L（正常为 1.4~2.0 mmol/L），证实 QT 间期延长病因为低镁血症。在静脉补镁后患者 QT 间期恢复正常。

61. **室上性心动过速（SVT），心率 210 次 / 分。**心电图表现为窄 QRS 波规律心动过速。逆行 P 波位于 QRS 波后（在 II 导联最为明显），这是 SVT 的常见特征。下壁和侧壁导联 ST 段压低也是 SVT 的一种常见特征。SVT 中的 ST 段压低并不一定表明存在心肌缺血，在进行运动试验时，这种 ST 段压低并不会重现。SVT 期间 ST 段压低的原因尚不明确。

62. **室性心动过速（VT），心率 135 次 / 分。**心电图表现为宽 QRS 波规律心动过速。鉴别诊断包括窦性心动过速（ST）伴传导异常、室上性心动过速（SVT）伴传导异常和 VT。窦性 P 波缺失可以排除 ST，因此应考虑为 VT 并按照 VT 进行治疗。电轴右偏、V6 导联 S 波以及 V1 导联"兔耳"（rabbit ear）图形等特征均支持 VT 的诊断。需要注意的是，虽然有许多可靠的标准可以诊断 VT，但并没有可靠的标准排除 VT。因此，当与 SVT 伴传导异常的鉴别存在困难时，应先假定为 VT。住院期间进行的电生理检查进一步证实了 VT 的诊断。

63. **窦性心律，心率 81 次 / 分，左心房扩大，左心室肥大 (LVH) 伴复极异常，急性心包炎。**LVH 通常会导致复极化异常，表现为侧壁导联（I、aVL、V4~V6）的 ST 段压低和不对称的 T 波倒置。LVH 也可以导致右胸导联的 ST 段抬高。急性心包炎的诊断依据是广泛的 ST 段抬高和 PR 段压低，尤其是在下壁和侧壁导联。如本例所见，急性心包炎还常表现为 aVR 导联 PR 段抬高。PR 段改变并非急性心包炎所特有，也可见于急性心肌缺血或 STEMI。因此，需要将心电图与临床表现相结合，才能作出急性心包炎而非 STEMI 的诊断。

64. **心房扑动伴不等比房室传导，心率 130 次 / 分，陈旧性前间壁心肌梗死，T 波异常提示侧壁心肌缺血。**在本例中，心房扑动的房室传导比例主要为 2 : 1，少部分为 3 : 1，因此心律不规则。

65. **窦性心动过缓，心率 40 次 / 分，左心室肥大（LVH），T 波异常提示前壁、侧壁缺血。**在此病例中，不应简单地认为 T 波倒置是由 LVH 引起的复极化异常，原因有二：

- T 波倒置是对称的
- T 波倒置不仅出现在侧壁导联

本例患者的心动过缓由海洛因过量诱发。给予纳洛酮后心率上升，T 波恢复直立。急诊环境下常见引起心动过缓的药物包括：β 受体阻滞剂、钙通道阻滞剂、地高辛、可乐定、乙醇、阿片类药物和其他镇静剂。

66. **窦性心动过缓，心率 56 次 / 分，WPW 综合征。**WPW 综合征的特征表现为以下三联征：PR 间期缩短（＜0.12 s）、QRS 间期延长（＞0.10 s）和 R 波起始部顿挫（δ 波）。其他导致 QRS 间期延长的原因包括低体温、高钾血症、室内传导异常（例如束支传导阻滞）、室性异位搏动、起搏心律以及药物因素。WPW 综合征常表现为 V1 导联宽大的 R 波，类似后壁心肌梗死和 RBBB（或不完全 RBBB）。其他导致 V1 导联 R 波宽大的原因包括室性异位搏动、右心室肥大、急性右心室扩张（例如大面积肺栓塞引起右心室"负荷"加重）、肥厚型心肌病、WPW 综合征、后壁心肌梗死、钠离子通道病（例如三环类抗抑郁药中毒、Brugada 综合征）、右位心和胸导联错置。在极少数情况下，V1 导联宽大的 R 波（定义为 R : S 比值 >1）为正常变异。该患者 I 导联低电压，但似乎电轴右偏。电轴右偏可见于 WPW 综合征，也可见于室性异位搏动、右心室肥大、左后分支传导阻滞、急性或慢性肺动脉高压、侧壁心肌梗死、使用钠通道阻滞剂、高钾血症、导联错置和右位心。在发展为左心室优势之前，电轴右偏也是新生儿和婴儿典型的心电图表现。

病例 66 配图。预激综合征

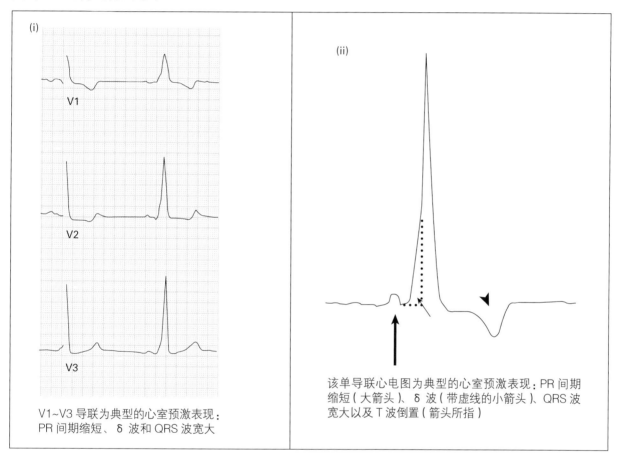

(i)

V1

V2

V3

V1~V3 导联为典型的心室预激表现：PR 间期缩短、δ 波和 QRS 波宽大

(ii)

该单导联心电图为典型的心室预激表现：PR 间期缩短（大箭头）、δ 波（带虚线的小箭头）、QRS 波宽大以及 T 波倒置（箭头所指）

67. **心房扑动伴 2 : 1 房室传导，心率 140 次 / 分。**该心电图最初被误诊为室上性心动过速。但是，当窄 QRS 波心动过速的心室率为（150 ± 20）次 / 分时，应仔细查看心电图的 12 个导联，寻找心房扑动的证据。在本例中，通过 V1 导联可以准确识别出心房扑动，V1 导联可以清晰地显示出心房的电活动，心房率为 280 次 / 分，2 : 1 房室传导。V1 导联通常是观察心房电活动的最佳导联。

68. **窦性心律，一度房室传导阻滞，心率 66 次 / 分，左心房扩大，非特异性室内传导阻滞，T 波高尖提示高钾血症。** 与高钾血症相关的高尖 T 波更常见于胸导联。PR 间期和 QRS 间期延长提示更为严重的高钾血症。当血钾显著升高时，可能会出现高度房室传导阻滞或室性心律失常。该患者的血钾为 8.7 mmol/L（正常为 3.5~5.3 mmol/L）。

69. **窦性心律不齐，心率 60 次 / 分，急性前壁心肌梗死，陈旧性下壁、侧壁心肌梗死。** 前壁导联中出现 ST 段抬高和高振幅宽基底 T 波，提示急性前壁心肌梗死。下壁和侧壁导联中的 Q 波提示陈旧性心肌梗死，但需结合既往的心电图才能明确这一诊断。高振幅的 T 波（"高尖 T 波"）通常是急性心肌缺血的早期心电图标志。其他导致 T 波高尖的原因包括高钾血症、急性心包炎、左心室肥大、早复极、束支传导阻滞和预激综合征。

病例 69 配图。急性心肌梗死高尖 T 波

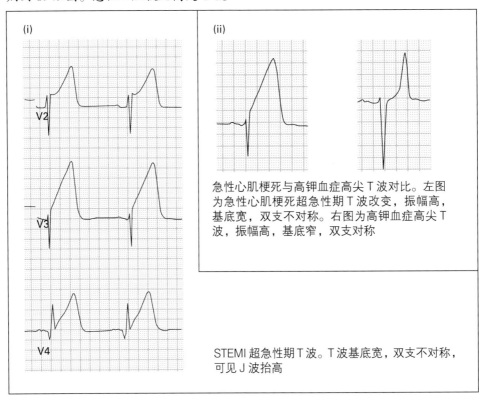

急性心肌梗死与高钾血症高尖 T 波对比。左图为急性心肌梗死超急性期 T 波改变，振幅高，基底宽，双支不对称。右图为高钾血症高尖 T 波，振幅高，基底窄，双支对称

STEMI 超急性期 T 波。T 波基底宽，双支不对称，可见 J 波抬高

70. 室上性心动过速（SVT），心率 155 次 / 分，左心室肥大（LVH）。在 QRS 波后可见逆行 P 波，这是 SVT 的常见特征。电轴左偏由 LVH 引起。

71. 窦性心律，二度房室传导阻滞及 2：1 房室传导，心率 40 次 / 分，左心室肥大（LVH）。心房率规律，为 80 次 / 分。每个 QRS 波对应两个 P 波，其中一个 P 波未下传。当二度房室传导阻滞表现为 2：1 传导时，很难区分是 Mobitz Ⅰ 型还是 Mobitz Ⅱ 型。一些鉴别点包括：
- 患者其他时间点的心电图符合 Mobitz Ⅰ 型，则诊断为 Mobitz Ⅰ 型。
- 若存在束支传导阻滞或双分支传导阻滞，则倾向于诊断为 Mobitz Ⅱ 型（但不完全准确）。

此处 LVH 的诊断依据是 aVL 导联中的 R 波振幅大于 11 mm。

72. 窦性心动过速，心率 105 次 / 分，急性前壁心肌梗死，左心室肥大。前壁导联出现 Q 波，提示存在心肌梗死。但若持续的 ST 段抬高则表明心肌组织仍存在持续性缺血，尚未完全梗死。

73. 窦性心律，心率 73 次 / 分，左心房扩大，R 波递增不良，T 波异常提示侧壁缺血，下壁导联非特异性 T 波低平，低电压。R 波递增不良的诊断标准为 V3 导联 R 波振幅 <3 mm，并且 V4 导联 S 波振幅仍 ≥R 波振幅。R 波递增不良提示既往可能存在前间壁心肌梗死，但本例中，这是一个正常变异。低电压，定义为所有肢体导联中的 QRS 波振幅 <5 mm 或所有胸导联中的 QRS 波振幅 <10 mm。低电压的鉴别诊断包括黏液性水肿、大量心包积液、大量胸腔积液、终末期心肌病、严重慢性阻塞性肺疾病、严重肥胖、浸润性心肌疾病、缩窄性心包炎以及既往大面积心肌梗死。本例患者患有严重的肺气肿。

74. 窦性心动过速，心率 120 次 / 分，不完全 RBBB，T 波异常提示下壁、前间壁心肌缺血。此心电图包含了急性大面积肺栓塞的所有"典型"特征：
- 心动过速
- 电轴右偏
- 不完全 RBBB
- $S_ⅠQ_ⅢT_Ⅲ$（Ⅰ 导联 S 波、Ⅲ 导联 Q 波、Ⅲ 导联 T 波倒置）
- 下壁和前间隔导联 T 波倒置

大面积肺栓塞往往导致急性右心室超负荷和扩张，出现不完全或完全 RBBB 图形。Ⅲ 导联和 aVF 导联的 Q 波并非典型的心肌梗死性 Q 波（其宽度通常 >0.04 s）。下壁和前间壁导联同时出现 T 波倒置应考虑急性肺栓塞[3]。对于胸痛患者，如果存在电轴右偏或 V1 导联出现新的 R 波，也应考虑急性肺栓塞。这位患者因胸痛和呼吸困难入院，在入住监护病房的 1 小时内发生心搏骤停并去世。尸检显示，该患者近几日内多次发生肺栓塞（尸检至少发现了 5 处栓塞），栓子来源为巨大的下肢深静脉血栓。

75.　**窦性心动过速，心率 110 次 / 分，急性心包炎。**心电图显示广泛导联 ST 段抬高，需考虑急性心包炎、大面积心肌梗死、室壁瘤、早复极和冠状动脉痉挛。下壁导联 PR 段压低高度提示急性心包炎。aVR 导联 PR 段抬高也是急性心包炎特点之一。然而，仅凭这一特点并不能排除其他诊断，因为 aVR 导联 PR 段抬高在急性心肌梗死中也并不少见。急性心包炎常见 aVR 导联和 V1 导联 ST 段压低；但若其他导联出现 ST 段压低则高度提示急性心肌梗死（"镜像"变化）。

病例 75 配图

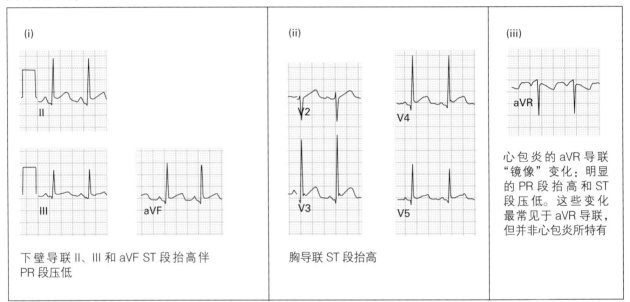

(i)

II

III　aVF

下壁导联 II、III 和 aVF ST 段抬高伴 PR 段压低

(ii)

V2　V4

V3　V5

胸导联 ST 段抬高

(iii)

aVR

心包炎的 aVR 导联"镜像"变化：明显的 PR 段抬高和 ST 段压低。这些变化最常见于 aVR 导联，但并非心包炎所特有

76.　**室上性心动过速（SVT），心率 215 次 / 分。**下壁和侧壁导联 ST 段压低，aVR 导联 ST 段抬高。这些 ST 段改变在 SVT 中很常见，但其临床意义尚不明确。

77.　**窦性心动过速，心率 110 次 / 分，左心房扩大，急性前壁、侧壁心肌梗死。**本例中的电轴右偏由侧壁心肌梗死引起。其他导致电轴右偏的原因包括 LPFB、右心室肥大、急性（如肺栓塞）和慢性（如肺气肿）肺部疾病、室性异位搏动、高钾血症、预激综合征（WPW 综合征）、钠通道阻滞药物（如三环类抗抑郁药）过量、导联错置和右位心。正常年轻人或瘦长体型的成年人以及新生儿和婴儿的心电图也可出现电轴右偏。该患者存在大面积透壁性心肌梗死（Q 波）伴持续性缺血（持续 ST 段抬高）的证据。

78.　**心房扑动伴 2 : 1 房室传导，心率 155 次 / 分。**当心室率为（150 ± 20）次 / 分时，应考虑心房扑动，并寻找扑动波。如病例 67 一样，下壁导联很难看见明显的扑动波。该患者 V1 导联可见 310 次 / 分的低振幅直立的心房波，再次表明 V1 导联是观察心房电活动的最佳导联。I 导联和 aVL 导联也可以较好地反映心房电活动，但这两个导联的扑动波容易被误认为是伪差。

79. **室性心动过速，心率 155 次 / 分。** QRS 波异常宽大（0.176 s）。该患者的心律失常和 QRS 波宽大的原因是高钾血症；其血钾为 8.1 mmol/L（正常为 3.5~5.3 mmol/L）。由于心室传导异常，心电图逐渐呈现出接近正弦波的图形（特别是在 V1 导联中尤为明显）。该患者在应用利多卡因和胺碘酮治疗后出现心脏停搏，医生紧接着静脉注射钙剂。但为时已晚，最终抢救失败。高钾血症会导致钠通道失活，若此时额外使用钠通道阻滞剂（如利多卡因、胺碘酮、普鲁卡因酰胺），则可能导致心脏停搏。当出现显著宽大的 QRS 波，尤其是其外观异常或呈现正弦波样图形时，应尽早考虑高钾血症的可能性。

80. **加速性交界性心律，心率 70 次 / 分。** 该心电图表现为规律的窄 QRS 波，并且在 QRS 波前未见明显的 P 波。相反，在 QRS 波之后可看见低振幅的 P 波（在 II 导联和胸前中部导联中最为明显），这是交界性心律的典型表现。由于心率高于正常的房室交界区固有频率（40~60 次 / 分），因此称为加速性交界性心律。超过 100 次 / 分的交界性心律称为交界性心动过速。

81. **窦性心律，心率 75 次 / 分，WPW 综合征。** 该心电图显示出 WPW 综合征的典型三联征：PR 间期缩短（<0.12 s）、QRS 波时限延长（>0.10 s）、R 波起始部顿挫（δ 波）。WPW 综合征可以表现为下壁导联 Q 波，类似下壁心肌梗死。此外，如病例 66 所示，WPW 综合征还可以表现为 V1 导联 R 波，类似于后壁心肌梗死。电轴左偏由 WPW 综合征相关的传导异常引起。其他导致电轴左偏的原因包括 LAFB、LBBB、下壁心肌梗死、左心室肥大、室性异位搏动和起搏心律。对于老年患者，电轴左偏也可以是一种正常变异。

82. **窦性心动过速，一度房室传导阻滞，心率 130 次 / 分，不完全 RBBB，T 波异常提示下壁和前间壁心肌缺血。** 此心电图高度提示急性大面积肺栓塞，与病例 74 非常相似。肺栓塞的特征性表现包

病例 82 配图

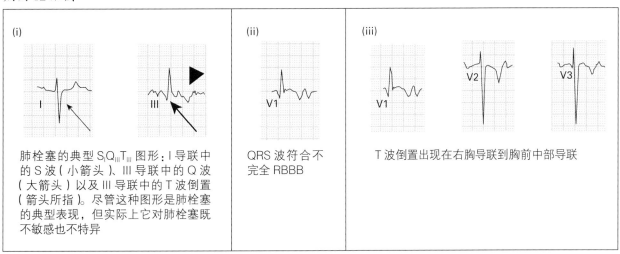

(i) 肺栓塞的典型 S$_\text{I}$Q$_\text{III}$T$_\text{III}$ 图形：I 导联中的 S 波（小箭头）、III 导联中的 Q 波（大箭头）以及 III 导联中的 T 波倒置（箭头所指）。尽管这种图形是肺栓塞的典型表现，但实际上它对肺栓塞既不敏感也不特异

(ii) QRS 波符合不完全 RBBB

(iii) T 波倒置出现在右胸导联到胸前中部导联

括：心动过速、电轴右偏、不完全 RBBB、$S_ⅠQ_ⅢT_Ⅲ$（Ⅰ导联 S 波、Ⅲ导联 Q 波和 T 波倒置）、下壁和前间隔导联 T 波倒置。如本例所见，由肺栓塞引起的急性右心负荷增加通常导致 V1 导联中出现增大的"尖锐"P 波。该患者确诊为肺栓塞，并存在肺栓塞的相应症状。

83. **窦性心律，一度房室传导阻滞，心率 70 次 / 分，陈旧性下壁心肌梗死。**心电图示显著的一度房室传导阻滞（PR 间期 0.445 s），其病因可能为严重的房室结疾病。当患者出现显著的一度房室传导阻滞时，P 波有时可能会被误认为是 U 波（例如 V3~V6 导联）。仔细查看 12 个导联有助于区分 P 波和 U 波。此外，U 波通常持续时间较长，极少出现在 V1 导联，并且几乎不会呈现双向性（如 V1 导联所见）。

84. **心房扑动伴不等比房室传导和偶发室性期前收缩，心率 110 次 / 分，陈旧性下壁心肌梗死。**本例心电图表现为不规则的窄 QRS 波，需考虑心房扑动不等比下传、心房颤动和多源性房性心动过速。由于下壁导联可见明显的扑动波，因此可以诊断为心房扑动。

85. **窦性心动过缓，一度房室传导阻滞，心率 42 次 / 分，急性下壁、后壁心肌梗死。**心动过缓、一度房室传导阻滞和二度 I 型房室传导阻滞（Mobitz I 型）都是急性下壁心肌梗死的常见并发症。这些心律失常通常是由迷走神经介导的，对阿托品反应良好，本例患者也对阿托品治疗有反应。I 导联和 aVL 导联存在镜像 ST 段压低。前间壁导联 ST 段压低也可能是镜像变化，但由于 V2~V3 导联存在较大的 R 波和直立的 T 波，故考虑合并后壁心肌梗死的可能性较大。

86. **窦性心律，心率 92 次 / 分，左心房扩大，右心房扩大，急性下壁、后壁心肌梗死。**左心房扩大的诊断依据是 P 波时限≥0.12 s，并且在 V1 导联 P 波双向，负向振幅≥1 mm，时限≥0.04 s。右心房扩大的诊断依据是任意一个下壁导联的 P 波振幅＞2.5 mm。右胸导联 ST 段压低、T 波高耸和 R 波高大提示下壁心肌梗死向后壁扩展。侧壁导联 ST 段明显压低和 T 波倒置可能为急性下壁心肌梗死的镜像变化或侧壁心内膜下心肌缺血。后续的超声心动图和冠状动脉造影证实了后壁心肌梗死，但未发现本例患者存在侧壁心肌缺血的证据。

87. **窦性心律，心率 66 次 / 分，LAFB，急性前壁、侧壁心肌梗死。**LAFB 的诊断依据包括电轴左偏、II 导联的 rS 波，以及 I 导联和 aVL 导联的 qR 波。ST 段抬高出现在整个胸导联以及 I 导联和 aVL 导联，提示急性大面积前壁和侧壁心肌梗死。III 导联和 aVF 导联中可见镜像性 ST 段轻度压低。

88. **窦性心动过缓，一度房室传导阻滞，心率 55 次 / 分，低电压。**该心电图显示低电压。低电压的诊断标准是所有肢体导联中的 QRS 波振幅≤5 mm，或所有胸导联中的 QRS 波振幅≤10 mm。低电压的鉴别诊断包括黏液性水肿、大量心包积液、大量胸腔积液、终末期心肌病、严重慢性阻塞性肺疾病、严重肥胖、浸润性心肌疾病、缩窄性心包炎以及既往大面积心肌梗死。本例中低电压的原因为肥胖。

89. **窦性心律伴差异性传导和偶发室性期前收缩（PVC），多形性室性心动过速（PVT）、尖端扭转型室速（torsade de pointes，TDP）**。在心电图中，第一个和第三个 QRS 波似乎是窦性搏动传导至心室（第三个 QRS 波前有 P 波）。因此，推测第一个 QRS 波前也有 P 波，但在心电图中该部分被截断。这些 QRS 波较宽，表明存在某种类型的传导异常。第二个 QRS 波是 PVC。在第三个 QRS 波之后，PVC 发生在 T 波的终末部分（R-on-T 现象），由此引发了 PVT。随后表现为宽 QRS 波不规则心动过速。宽 QRS 波不规则心动过速的鉴别诊断包括 PVT 和心房颤动伴传导异常（例如预激综合征或束支传导阻滞）。由于 QRS 波的形态和振幅显著变化，因此更有可能是心房颤动伴 WPW 综合征或 PVT。由于心电图的前半部分没有预激综合征的证据（窦性心律伴短 PR 间期或 δ 波），因此可以排除心房颤动伴预激综合征。心房颤动伴预激综合征的 QRS 波极性通常较稳定，而该心电图的 QRS 波极性在变化，这是 PVT 的典型表现。TDP 是一种发生在 QT 间期延长基础上的 PVT。它具有特征性表现，即 QRS 波的极性和振幅围绕等电位线变化。本例患者存在严重低镁血症和低钾血症。其基础心电图显示 QT 间期延长，由于存在电解质异常，则更易发生 TDP。最终，该患者成功进行了电除颤，并恢复良好。

90. **室上性心动过速（SVT），左心室肥大，心率 210 次 / 分**。该心电图表现为窄 QRS 波的快速性心律失常，鉴别诊断包括窦性心动过速、SVT 和心房扑动。仔细查看心房电活动可发现逆行 P 波，逆行 P 波通常见于 SVT，并且在 V1 导联最明显。某些导联中还可见心房扩大和 ST 段轻度压低。这些异常偶见于 SVT，但没有临床意义。

91. **窦性心动过速，心率 120 次 / 分，不完全 RBBB，T 波异常提示下壁、前间壁心肌缺血**。心电图高度提示急性大面积肺栓塞，类似于病例 74 和病例 82。肺栓塞的心电图异常通常是暂时性的，持续数周到数月。然而，如果发展为慢性肺动脉高压，则可能出现右心室肥大及其相关的心电图异常。本例患者的肺通气 - 灌注扫描显示多发性肺栓塞。

92. **窦性心律，心率 85 次 / 分，不完全 RBBB，T 波异常提示下壁、前外侧壁心肌缺血**。1982 年，Wellens 等描述了两种在胸前中部导联上高度特异性的 T 波形态，均提示亚急性左前降支近段阻塞性病变。相对更常见的形态是对称且深度倒置的 T 波，如本病例所示。较少见的类型是双相 T 波形态，如病例 33 所示。这种 T 波异常，后来称为 Wellens 征，通常在无胸痛状态下也会持续存在。药物治疗往往难以防治心肌梗死或死亡；而通过经皮冠状动脉介入治疗效果更好。该患者左前降支近端狭窄超过 90%，并接受了经皮冠状动脉介入治疗。

病例 92 配图

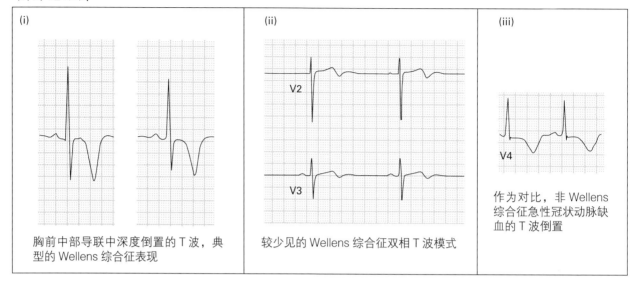

(i)	(ii)	(iii)
胸前中部导联中深度倒置的 T 波，典型的 Wellens 综合征表现	较少见的 Wellens 综合征双相 T 波模式	作为对比，非 Wellens 综合征急性冠状动脉缺血的 T 波倒置

93. **窦性心律，心率 88 次 / 分，持续性幼稚型 T 波。**健康的青年人，尤其是女性，可能会在 V1~V3 导联（有时延伸至 V4）出现 T 波倒置，这种情况通常在儿童和青少年中出现，被称为"持续性幼稚型 T 波"。这些 T 波倒置具有不对称且振幅较低的特点。如果 T 波倒置呈对称性、较深或超出 V3/V4 导联，则应怀疑心肌缺血。

94. **窦性心动过速，心率 140 次 / 分，左心室肥大。**重度甲状腺功能亢进症常伴随窦性心动过速或伴有快心室率的心房颤动。这些心律失常可能早于疾病的其他临床表现出现。该患者已确诊甲状腺毒症。

95. **窦性心律，LBBB。**LBBB 通常伴有特征性的复极异常，这是所有急诊医生都应熟知的。ST 段通常与 QRS 波呈相反方向的偏移（与 QRS 波"不同向"）。如果 ST 段偏移与 QRS 波方向相同（"同向"），则可能提示急性心肌梗死或缺血。多位学者提出了一些在 LBBB 存在时判断急性心肌梗死或缺血的标准。虽然没有任何标准被证明是完全准确的，但急诊医生应熟悉其中最为熟知的标准，由 Sgarbossa 等人于 1996 年首次提出[4]，并由 Meyers 等人进行了了修订[5]。存在 LBBB 时，如果出现以下情况，应优先考虑由于急性冠状动脉闭塞导致的急性心肌梗死：
    - 在任何单导联中，ST 段抬高 ≥ 1 mm 且与 QRS 波同向；
    - 在 V1、V2 或 V3 导联中，ST 段压低 ≥ 1 mm；
    - 在任何单导联中，ST 段抬高 ≥ S 波波幅的 25%（STE:S ≥ 0.25）。

96. **窦性心律，一度房室传导阻滞，心率 80 次 / 分，急性下壁、侧壁心肌梗死并伴有右心室受累。**下壁和侧壁导联出现符合急性心肌梗死的 ST 段抬高。在 I 和 aVL 导联中可见镜像性 ST 段压低。急性下壁 STEMI 通常伴有右胸导联的 ST 段压低。然而，当 ST 段压低仅限于导联 V2，而导联 V1 的 ST 段抬高或等电位时，提示可能存在右室心肌梗死。

97. **右室导联（与病例 96 相同的患者）：窦性心律，一度房室传导阻滞，心率 90 次 / 分，急性下壁、右室心肌梗死。** 大约有 1/3 的下壁心肌梗死会累及右心室。右室心肌梗死需要特别关注，在这种情况下，任何减少前负荷的药物（如硝酸甘油）必须非常谨慎地使用，甚至应避免使用。相反，因为这些患者的前负荷已受到影响，应静脉补液。因此，对于下壁心肌梗死患者，应将 6 个胸前导联从左胸移至右胸（镜像配置于正常左胸位置），进行右室导联心电图检查以评估右心室受累，或者有些临床医生更倾向于仅将 1~2 个胸前导联放置在右胸。在本例中，使用了全部 6 个胸前导联来评估急性下壁或侧壁心肌梗死是否累及右心室。如本例所见，至少一个右室导联中 ST 段抬高 ≥ 0.5 mm 提示右室梗死。异常的 R 波变化是由于胸导联位置的改变引起的。

98. **窦性心律，心率 75 次 / 分，左心房扩大，QT 间期延长，急性前壁、侧壁心肌梗死。** 前壁和侧壁导联已经出现 Q 波，但在 V1~V2 导联仍可见持续的 ST 段抬高，同时 T 波广泛倒置，提示近期梗死及持续缺血的存在。在急性心肌梗死的情况下，Q 波可能在数小时内开始形成，此处较大的 Q 波可能是由于 6~8 小时前开始的梗死所致。本例中 QT 间期的轻度延长是由心肌缺血引起的。其他 QT 间期延长的原因包括低钾血症（实际上是由于 T 波与 U 波的融合）、低镁血症、低钙血症、颅内压升高、应用具有钠通道阻滞作用的药物（如三环类抗抑郁药、奎尼丁等），以及先天性长 QT 间期综合征。

99. **异位房性心律，心率 60 次 / 分，早复极（ER）。** 由窦房结起源的 P 波在 I、II 和 aVF 导联中应为直立，在 aVR 导联中应为倒置。如果这些导联中的 P 波发生变化，提示 P 波为异位起源，可能为房性或房室交界区起源。PR 间期 ≥ 0.12 s，符合房性 P 波起源的特点。房室交界区心律有时会产生在 QRS 波之前倒置的 P 波，但 PR 间期通常 < 0.12 s。该病例中，广泛的 ST 段抬高是由于 ER 引起的。提示 ER 的线索包括患者的年龄、弓背向上 ST 段抬高、缺乏相应的 ST 段压低，以及无 PR 段压低。ER 的 ST 段抬高通常在前侧胸导联最为明显。区分 ER 与更严重的 ST 段抬高原因（如 STEMI 和急性心包炎）常常较为困难。与既往心电图进行比较以确认是否存在具有相似形态的 ER 既往史非常有帮助，同时进行连续心电图检查以确认无缺血相关的动态演变对诊断也是有帮助的。

100. **窦性心律，心率 95 次 / 分，R 波递增不良，T 波高尖，提示高钾血症。** 在正常的心电图中，R 波的振幅从 V1 导联开始在胸导联逐渐增加，通常在 V3 导联时 R 波接近 S 波的大小，而在 V4 导联时 R 波应大于 S 波。R 波递增不良定义为 V3 导联的 R 波振幅 ≤ 3 mm，且在 V4 导联中 R 波仍小于 S 波。R 波递增不良的原因有多种，其中最值得关注的是陈旧性前间壁心肌梗死。然而，在本例中，R 波递增不良是由于胸前导联放置过于靠右所致，这是一个常见的问题。这里更令人关注的异常是 T 波高尖。T 波仅略微高尖，且 QRS 间期正常，这可能提示轻度高钾血症；然而，该患者的血钾为 8.2 mmol/L（正常为 3.5~5.3 mmol/L）。对比本例中的"轻微"心电图异常与病例 79 中的心搏骤停前心电图，病例 79 患者的血钾为 8.1 mmol/L。尽管心电图对检测高钾血症非常敏感，但心电图异常与具体的血钾水平之间的相关性较差。

参考文献

1.　de Zwann C, Bar FW, Wellens HJJ. Characteristic electrocardiographic pattern indicating a critical stenosis high in left anterior descending coronary artery in patients admitted because of impending myocardial infarction. *Am Heart J* 1982;**103**:730–6.

2.　Marriott HJL. *Marriott's Manual of Electrocardiography*. Orlando, FL: Trinity Press, 1995, p. 141.

3.　Marriott HJL. *Pearls & Pitfalls in Electrocardiography*, *2nd ed*. Baltimore, MD: Williams & Wilkins, 1998, p. 134.

4.　Sgarbossa EB, Pinski SL, Barbagelata A *et al.* Electrocardiographic diagnosis of evolving acute myocardial infarction in the presence of left bundle-branch block, GUSTO-1 (Global Utilization of Streptokinase and Tissue Plasminogen Activator for Occluded Coronary Arteries) Investigators. *N Engl J Med* 1996;**334**:481–7.

5.　Meyers HP, Limkakeng AT, Jaffa EJ, *et al.* Validation of the modified Sgarbossa criteria for acute coronary occlusion in the setting of left bundle branch block: A retrospective case-control study. *Am Heart J* 2015;**170**:1255–64.

第二部分 进阶病例

病 例

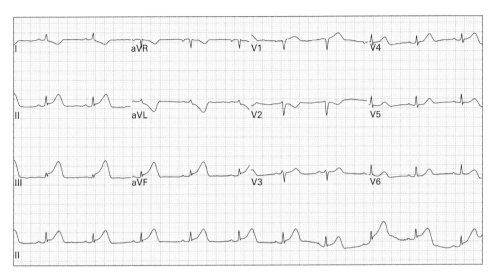

101. 43 岁女性，肥胖，呼吸困难、呕吐伴大汗

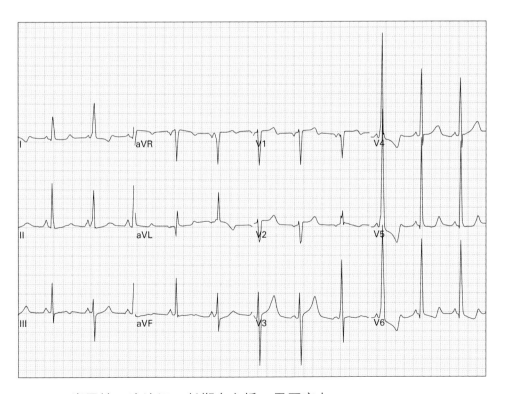

102. 54 岁男性，流浪汉，长期有心悸、晕厥病史

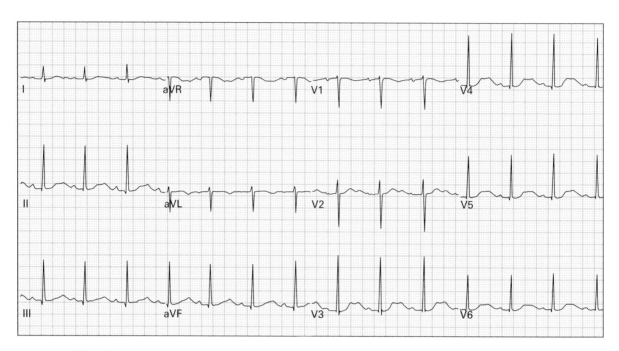

103. 46 岁女性，呕吐、腹泻 4 日

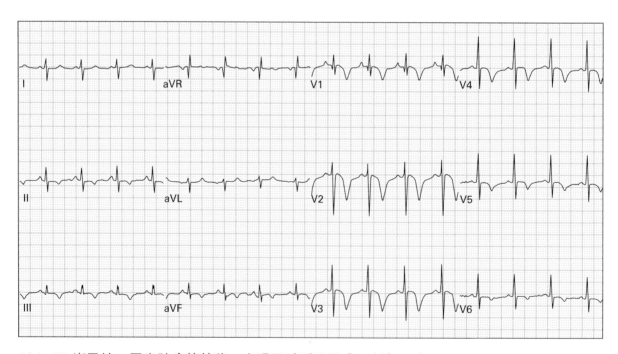

104. 58 岁男性，罹患肺癌伴转移，出现严重呼吸困难、低氧，血压 88/45 mmHg

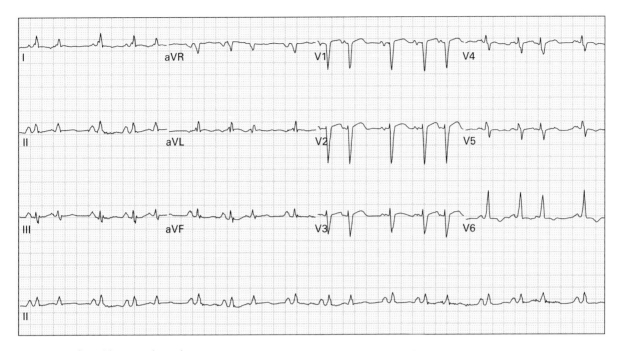

105. 70 岁女性，呕吐、腹泻

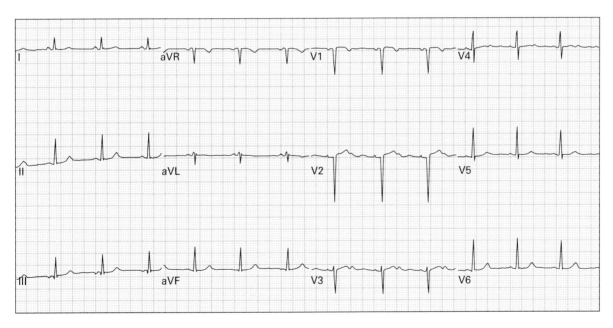

106. 64 岁女性，晕厥发作后就诊

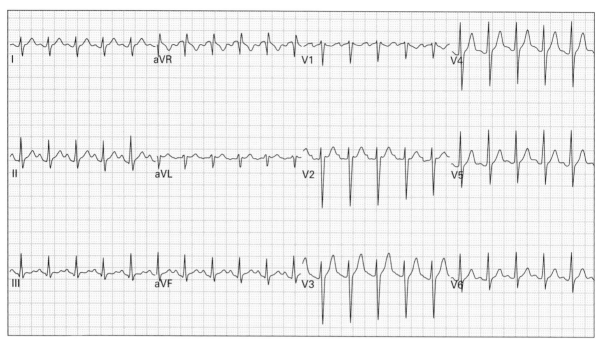

107. 29 岁男性，不明药物过量后出现神志改变和躁动

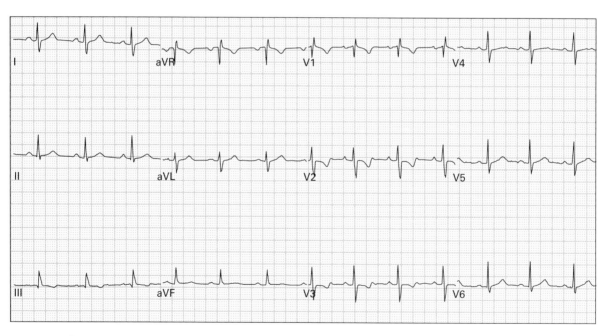

108. 18 岁女性，孕 26 周，呼吸困难、心悸，自述焦虑发作

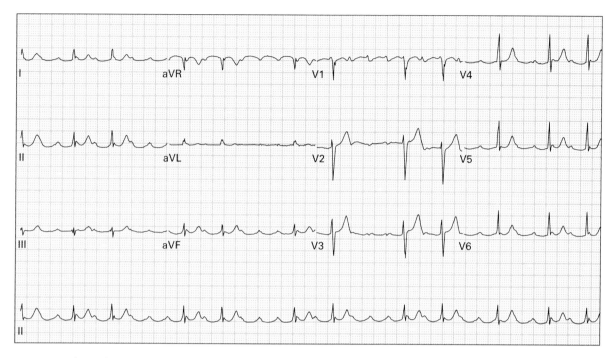

109. 48 岁男性，恶心、呕吐和乏力，有充血性心力衰竭病史

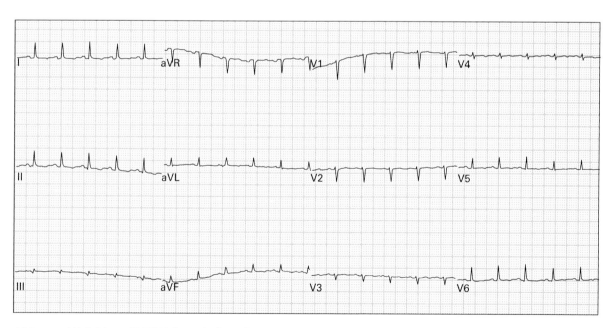

110. 40 岁女性，呼吸困难、胸痛，血压 85/50 mmHg

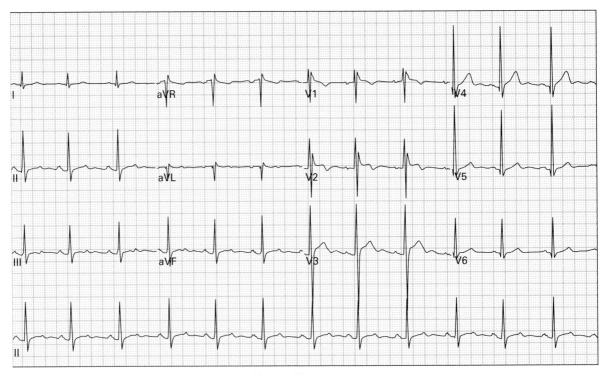

111. 37 岁男性，晕厥发作后就诊，目前无症状

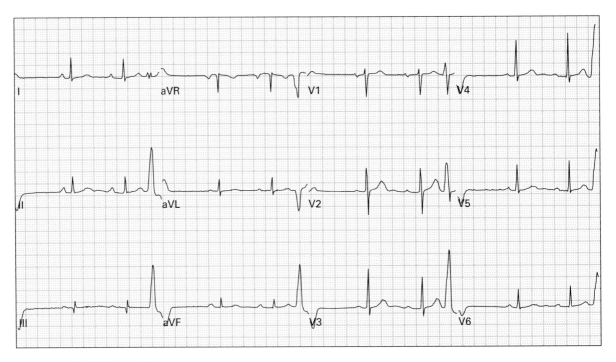

112. 53 岁女性，头晕

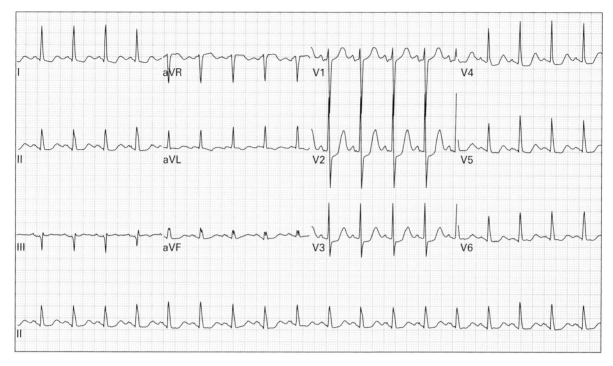

113. 75 岁女性，胸痛，向后背放射

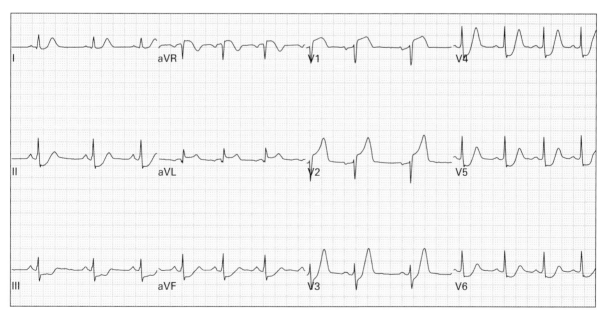

114. 45 岁男性，胸痛、呼吸困难伴大汗

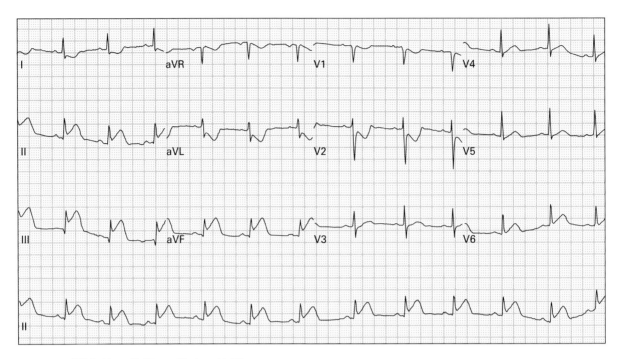

115. 44 岁女性，胸闷、呕吐、头晕

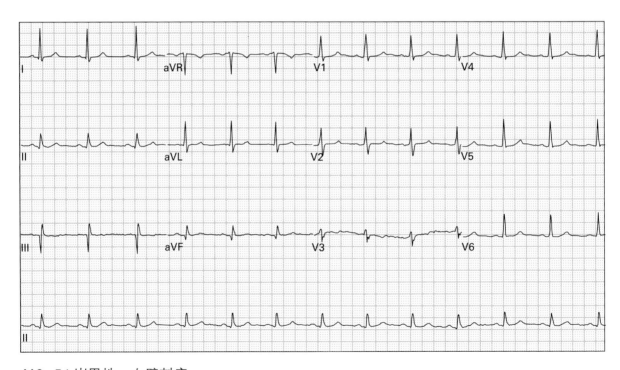

116. 54 岁男性，左臂刺痛

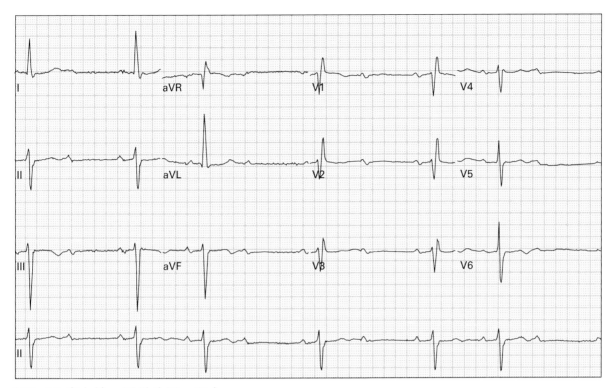

117. 83 岁女性，严重头晕、恶心

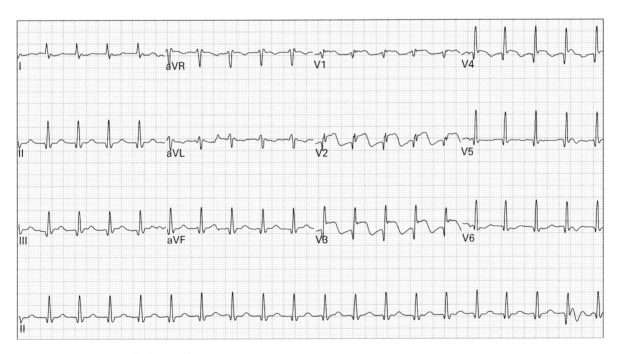

118. 48 岁男性，胸痛、心悸

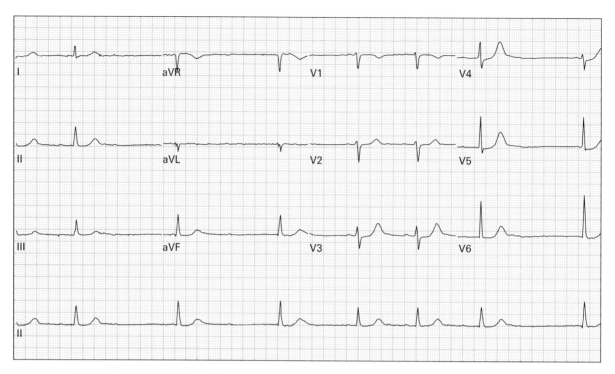

119. 67 岁男性，慢性心房颤动病史，晕厥发作后就诊，自述最近更换药物治疗

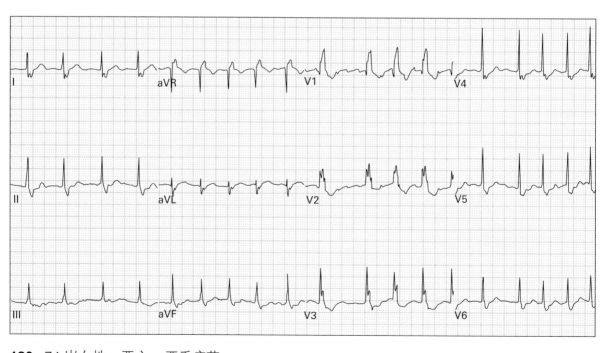

120. 74 岁女性，恶心、严重疲劳

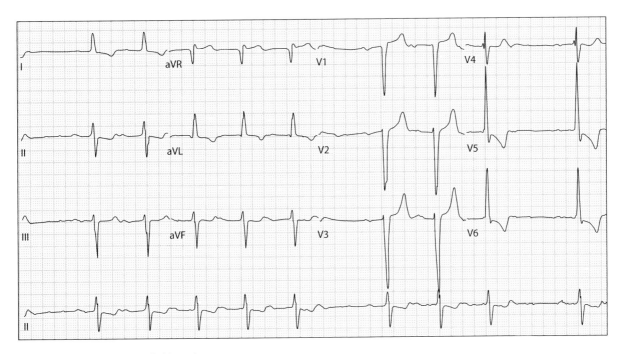

121. 71 岁男性，乏力伴恶心

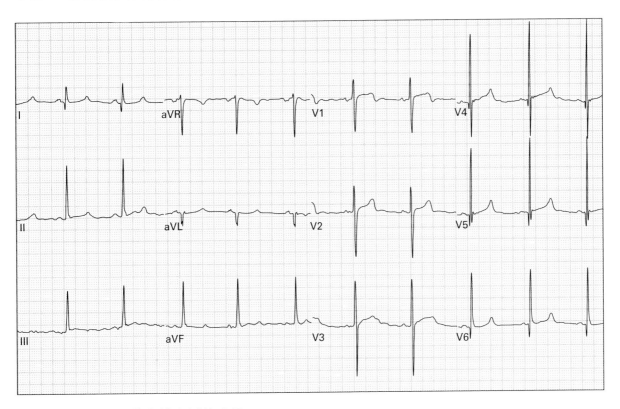

122. 30 岁男性，劳力性心悸伴头晕

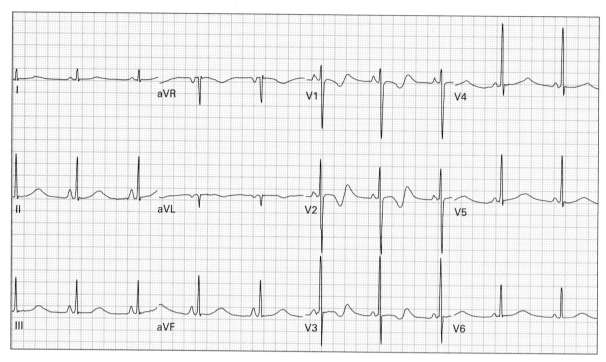

123. 49 岁男性，恶心、呕吐和腹泻 3 天

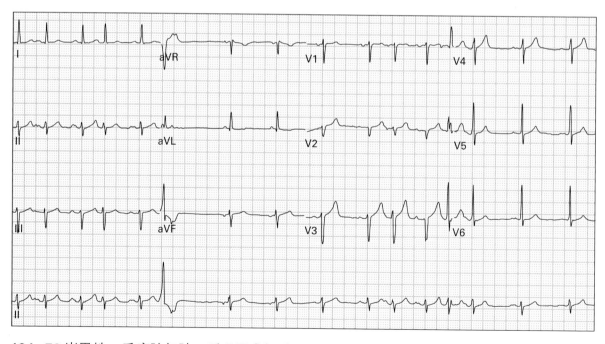

124. 72 岁男性，重度肺气肿，呼吸困难加重

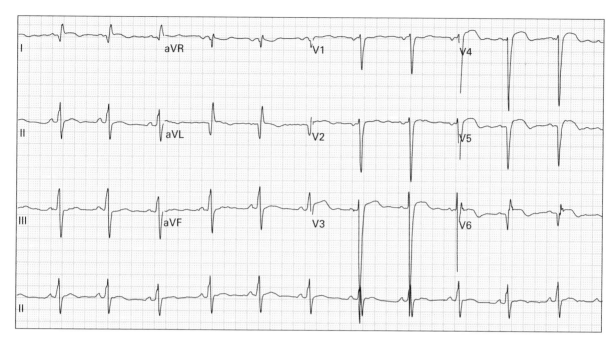

125. 56 岁女性，既往有心肌梗死病史，因下肢蜂窝织炎入院前行心电图检查，否认心脏、肺部疾病相关症状

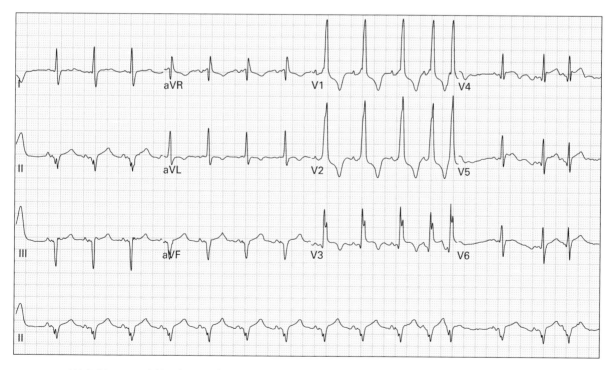

126. 87 岁女性，呕吐伴呼吸困难

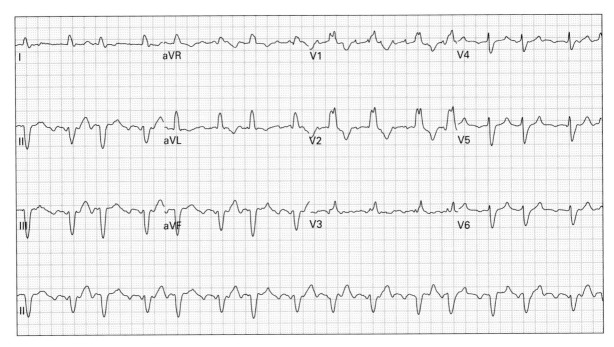

127. 66 岁女性，头晕

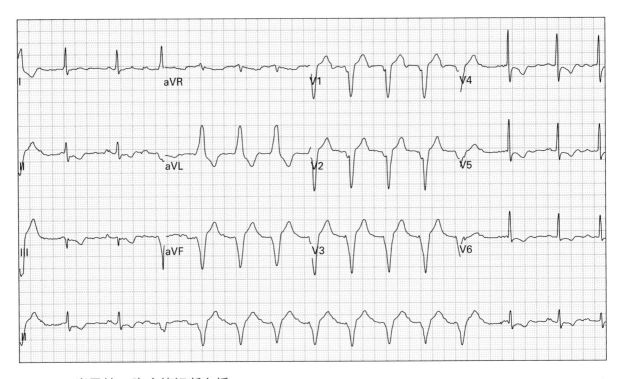

128. 54 岁男性，胸痛伴间断心悸

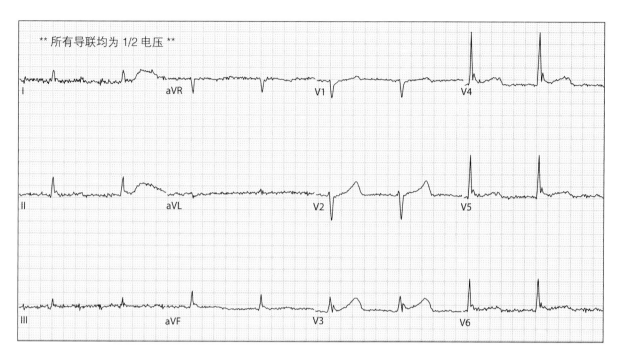

129. 53 岁酗酒男性，意识水平下降

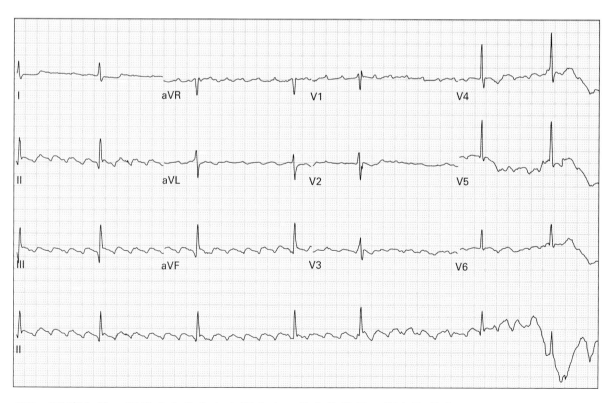

130. 67 岁女性，既往充血性心力衰竭病史，劳力性头晕、恶心和呕吐

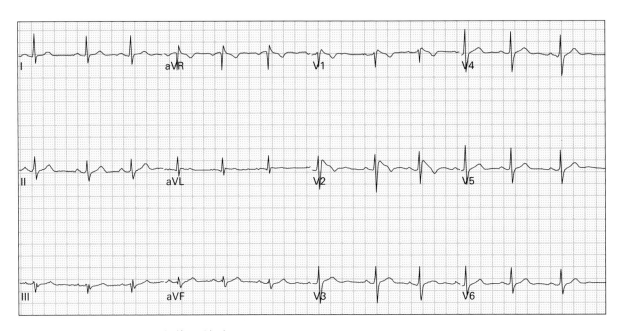

131. 30 岁女性，晕厥发作后就诊

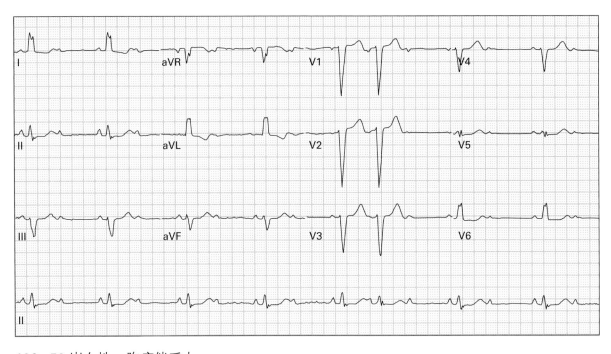

132. 58 岁女性，胸痛伴乏力

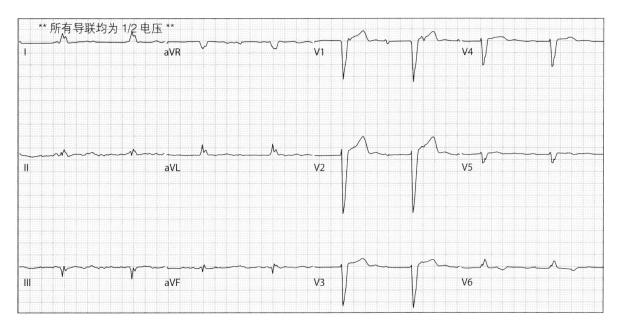

133. 74 岁女性，呕吐伴乏力

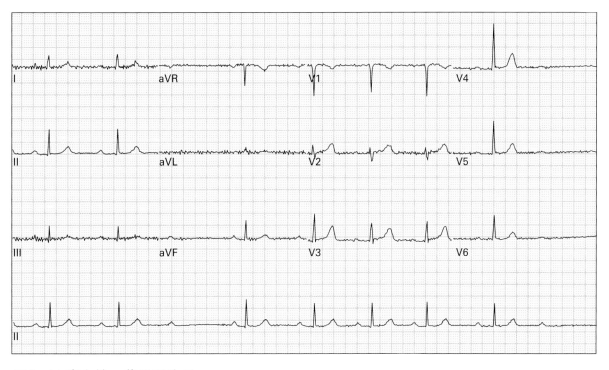

134. 41 岁女性，劳累后头晕

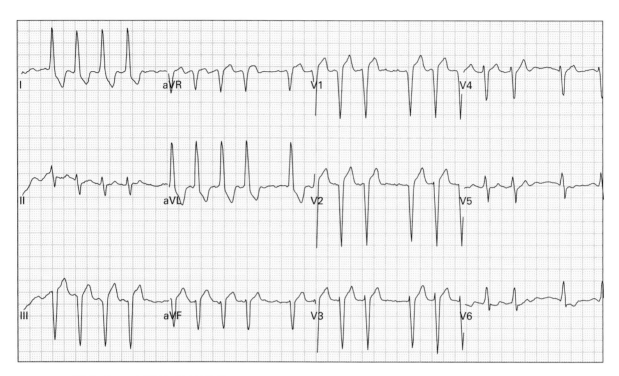

135. 91 岁女性，头晕伴呼吸困难

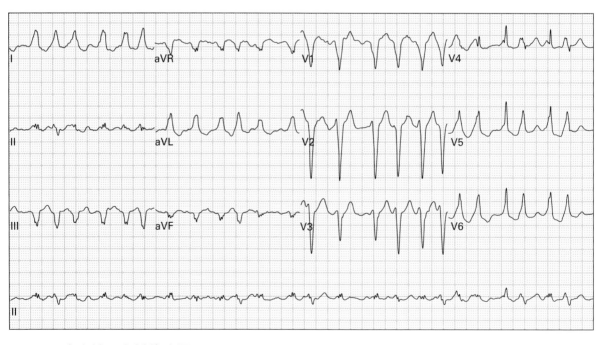

136. 30 岁女性，心悸伴头晕

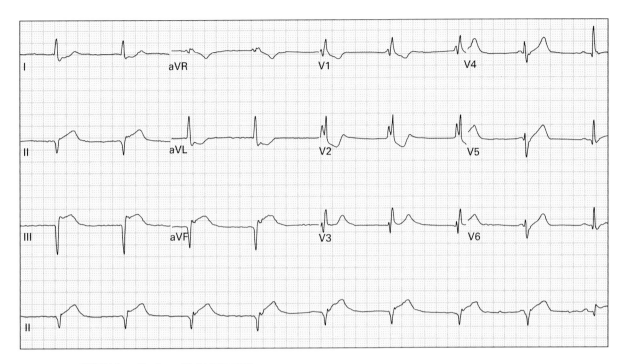

137. 86 岁男性，胸痛，放射至双臂

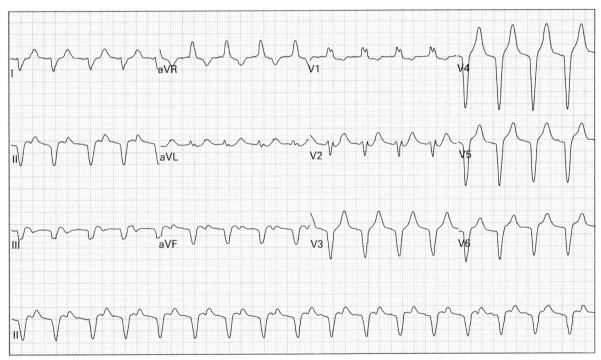

138. 86 岁男性，因急性心肌梗死接受链激酶静脉溶栓治疗后 2 小时，目前无症状，血压 125/70 mmHg

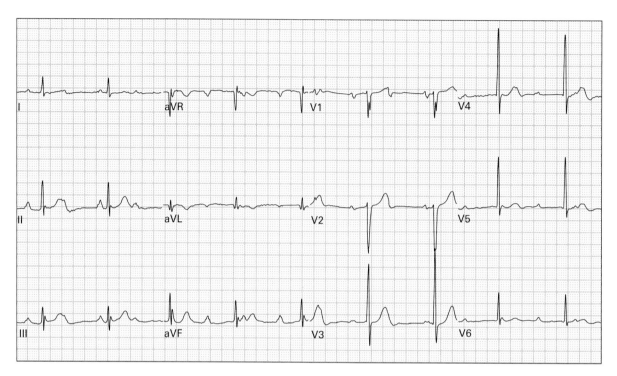

139. 54 岁男性，步行时出现头晕

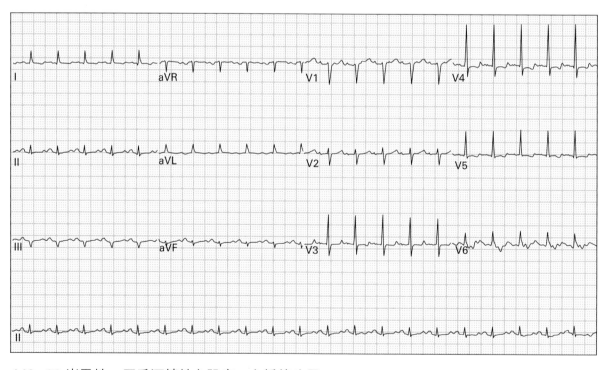

140. 39 岁男性，严重酒精性心肌病，心悸伴头晕

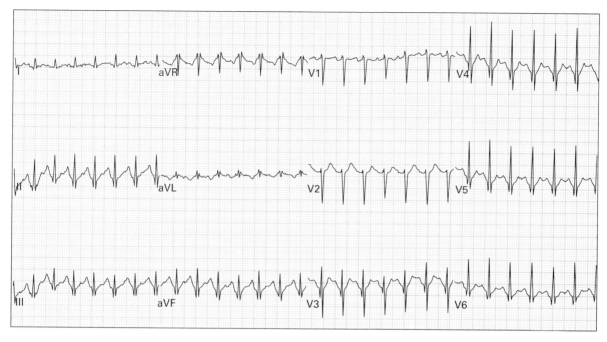

141. 43 岁女性，高热、咳嗽、咳痰伴呕吐 1 周

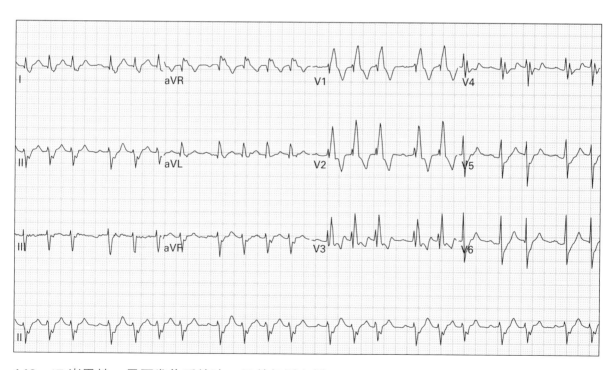

142. 47 岁男性，晕厥发作后就诊，目前仅诉心悸

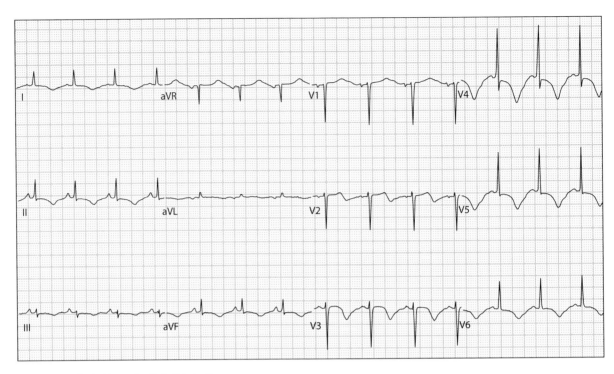

143. 62 岁女性，出现意识障碍

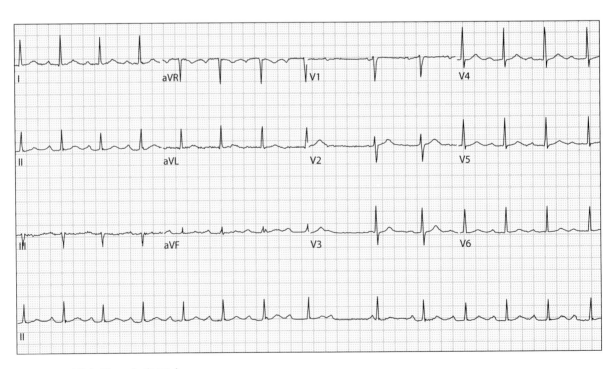

144. 63 岁女性，全身乏力

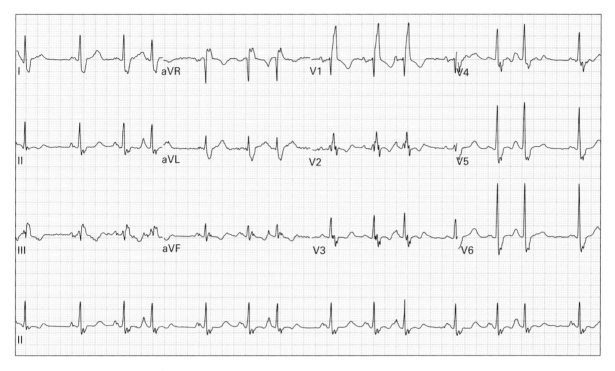

145. 73 岁女性，咳嗽伴喘息

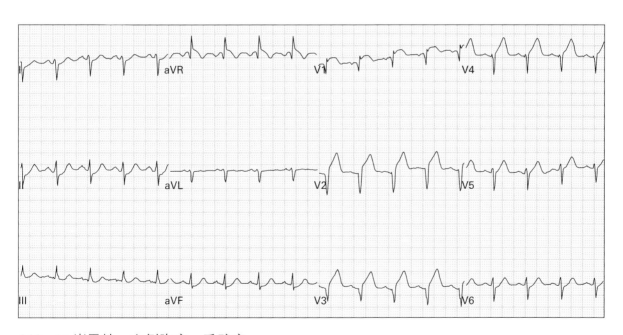

146. 44 岁男性，左侧胸痛、手臂痛

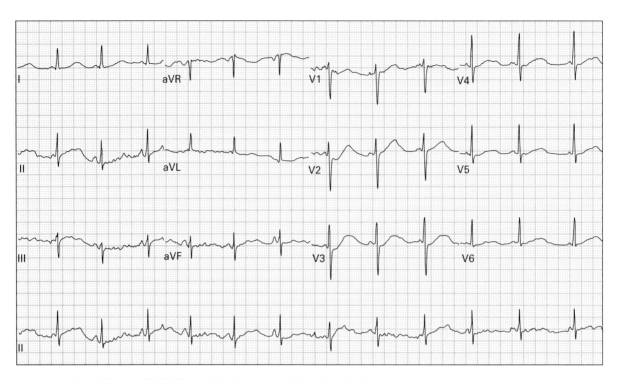

147. 57 岁男性，既往精神分裂症病史，因药物过量就诊

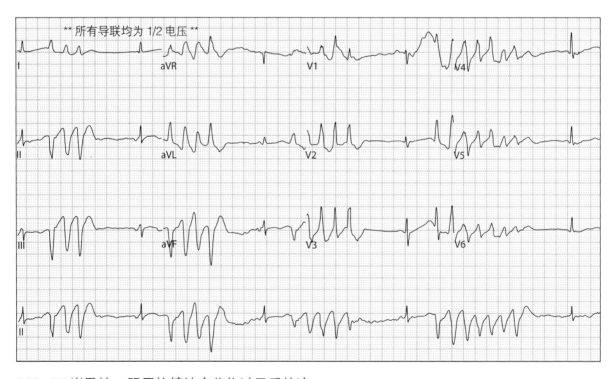

148. 57 岁男性，服用抗精神病药物过量后就诊

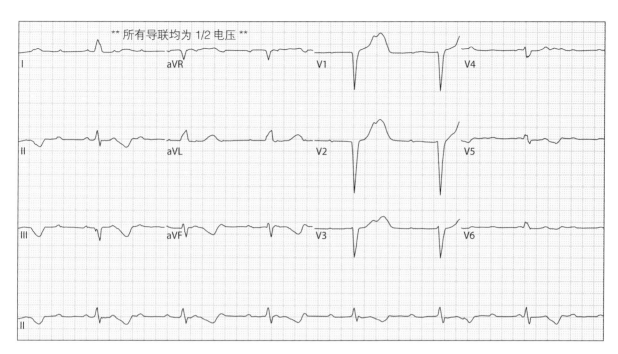

149. 68 岁女性，乏力、呼吸困难伴出汗

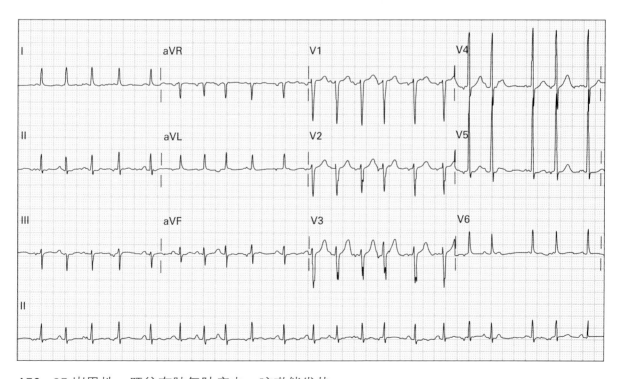

150. 65 岁男性，既往有肺气肿病史，咳嗽伴发热

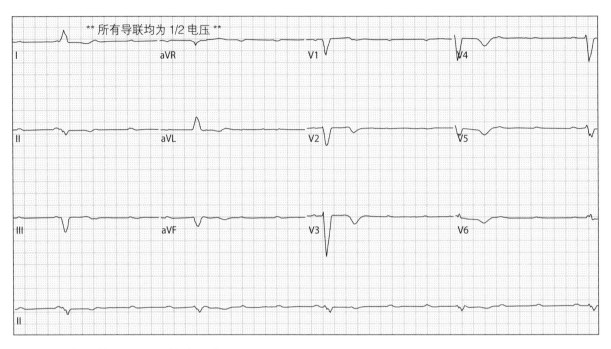

151. 82 岁男性，因晕厥就诊，血压为 70/35 mmHg

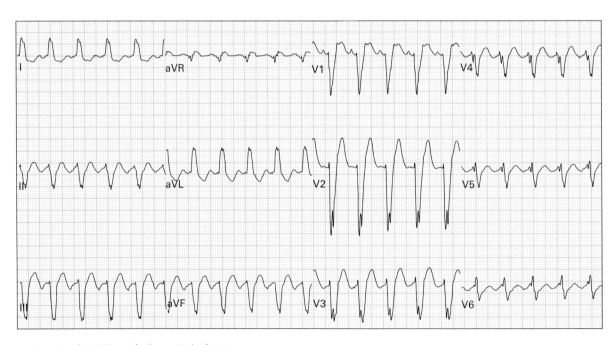

152. 67 岁男性，胸痛、全身疲乏

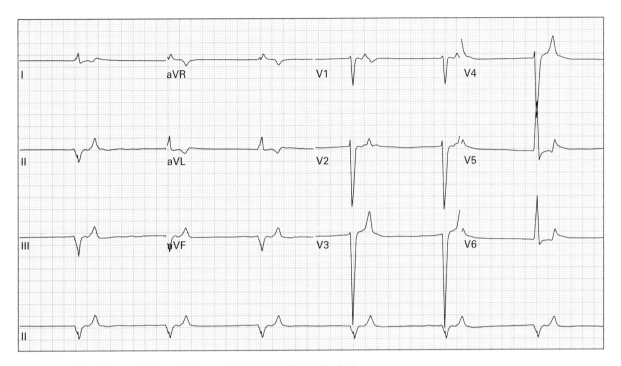

153. 44 岁男性，乏力、恶心，既往有慢性肾脏病病史

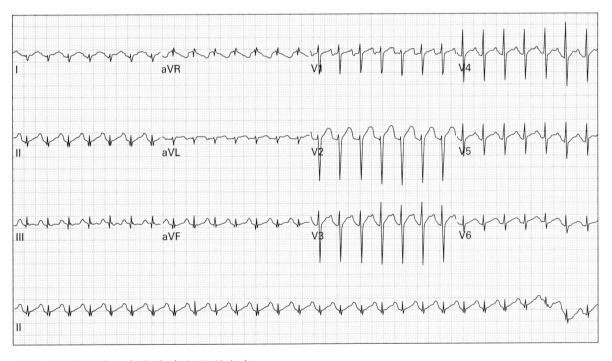

154. 23 岁女性，突发腹痛和阴道出血

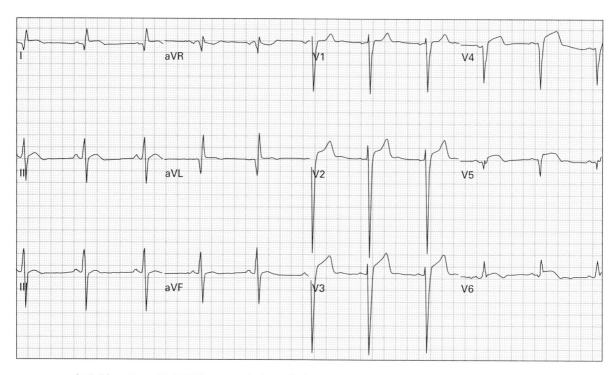

155. 44 岁女性，陈旧性心肌梗死，咳痰、胸痛和呼吸困难

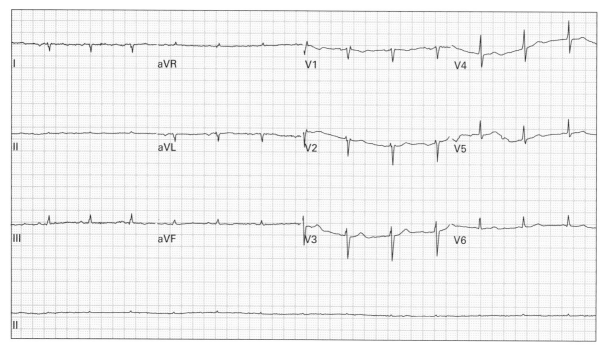

156. 50 岁男性，意识水平下降和呼吸困难

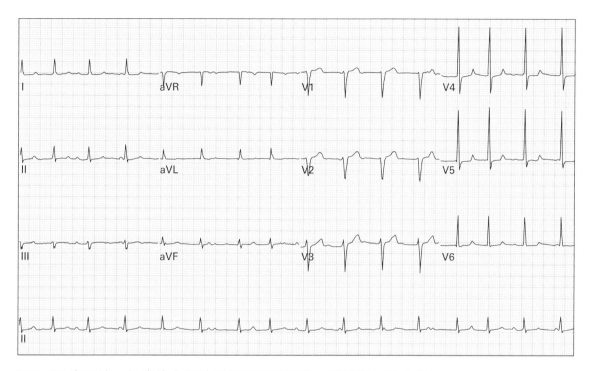

157. 39 岁男性，轻度体力活动后出现呼吸困难，既往有心肌病病史

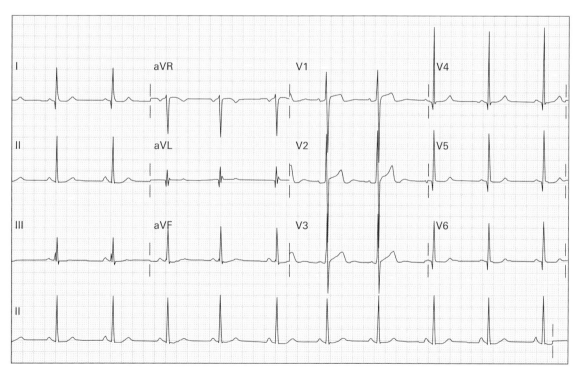

158. 25 岁男性，在打篮球时出现严重的心悸和头晕症状

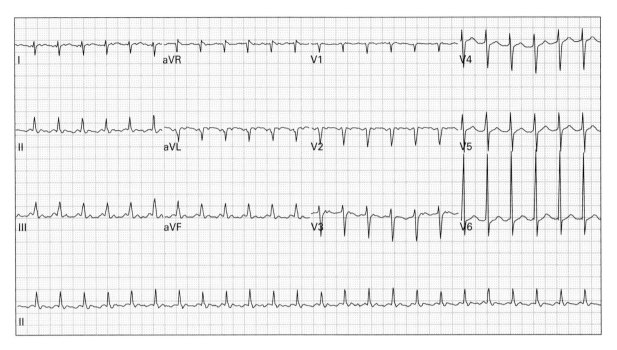

159. 53 岁男性，有酗酒史，呕吐和心悸

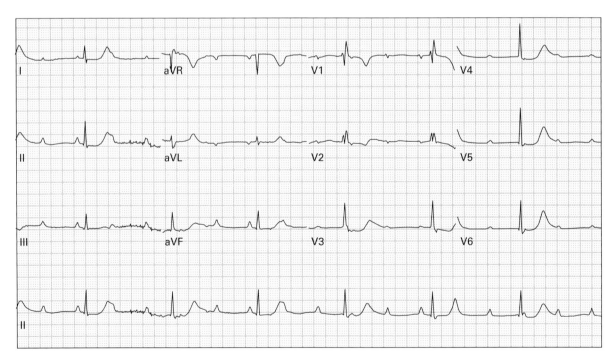

160. 51 岁女性，左侧胸痛 3 小时，随后发作晕厥

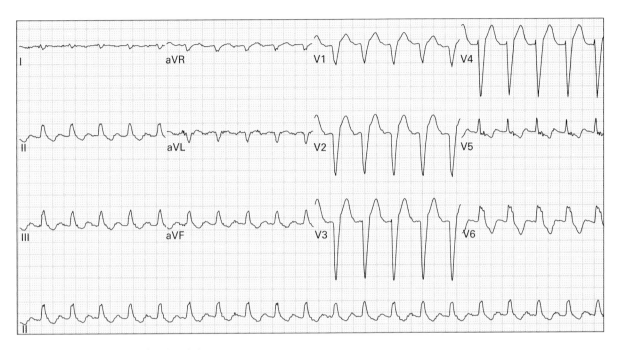

161. 49 岁女性，间断性心悸

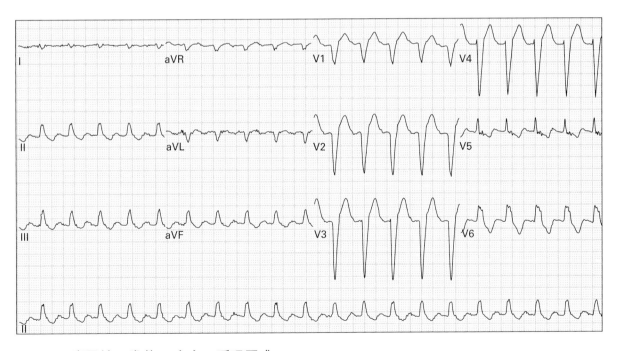

162. 61 岁男性，发热、咳痰、呼吸困难

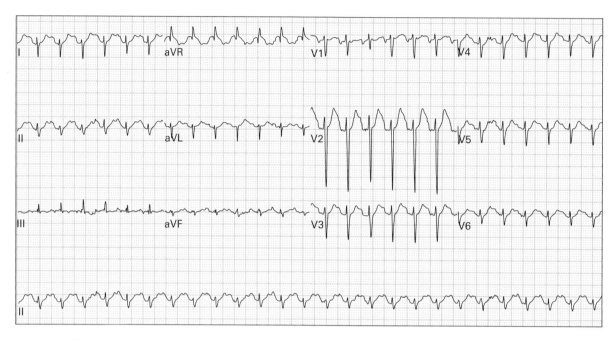

163. 37 岁女性，未知药物过量

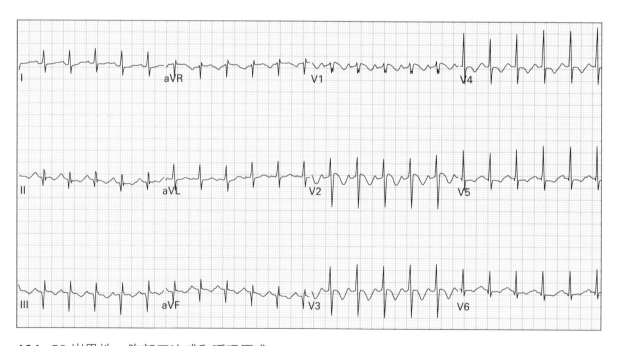

164. 50 岁男性，胸部压迫感和呼吸困难

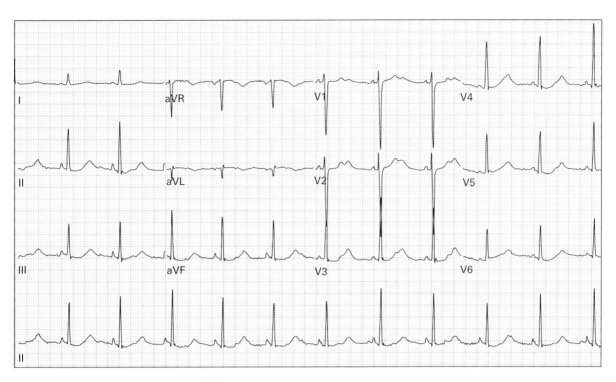

165. 31 岁女性，极度乏力，既往有贪食症病史

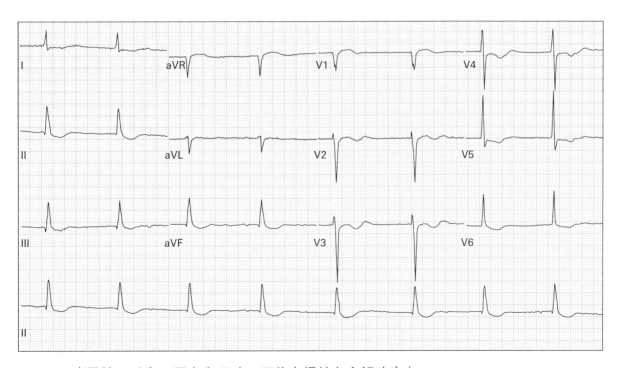

166. 66 岁男性，乏力、恶心和呕吐，既往有慢性心房颤动病史

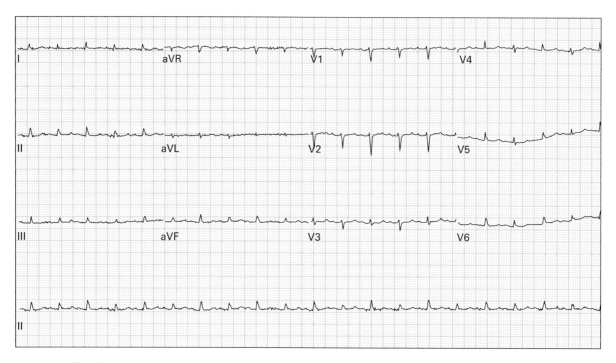

167. 54 岁女性，呼吸急促，血压为 85/45 mmHg，既往有转移性乳腺癌病史

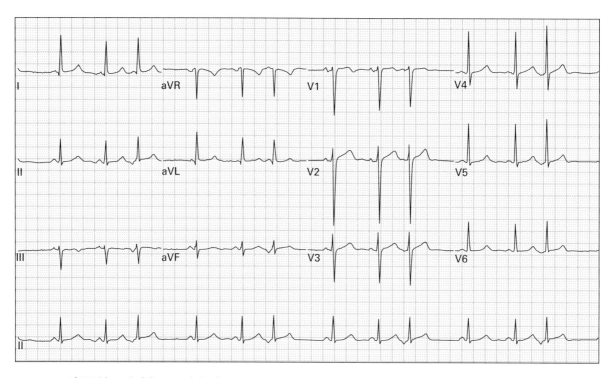

168. 53 岁男性，心悸、呕吐和腹泻 2 天

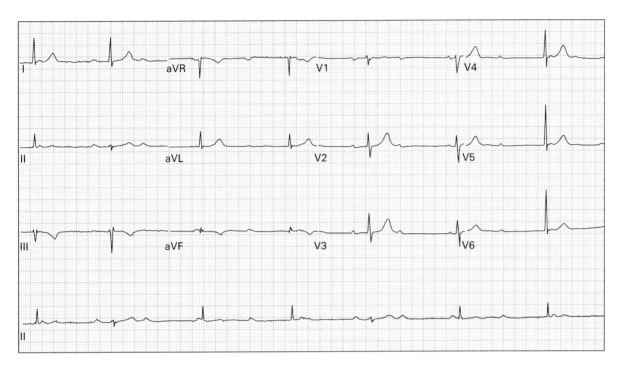

169. 54 岁男性，严重头晕和恶心

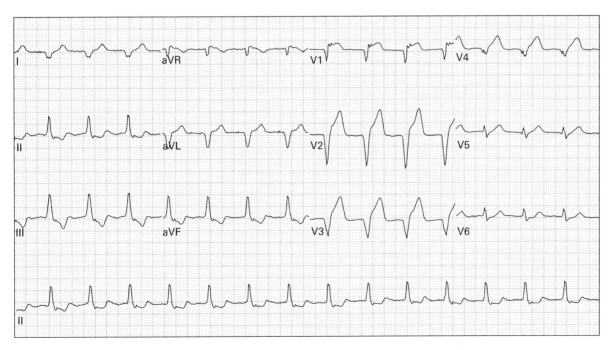

170. 78 岁男性，因急性心肌梗死接受静脉溶栓治疗，1 小时后出现心悸，血压为 140/85 mmHg

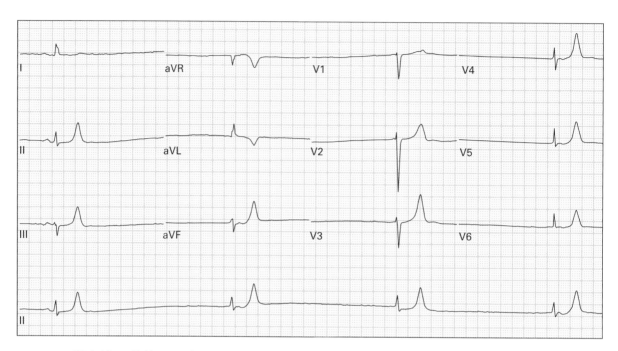

171. 60 岁女性，发热、厌食、呕吐、腹泻 1 周

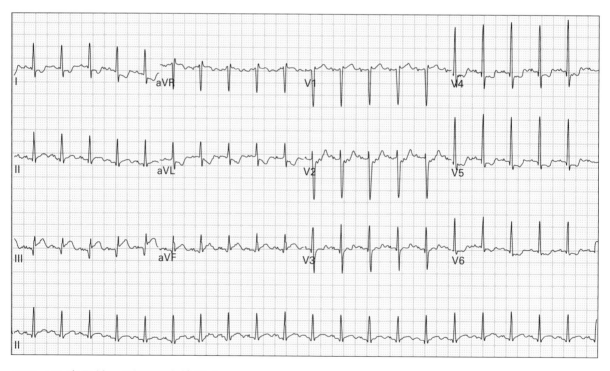

172. 75 岁男性，呼吸困难伴恶心

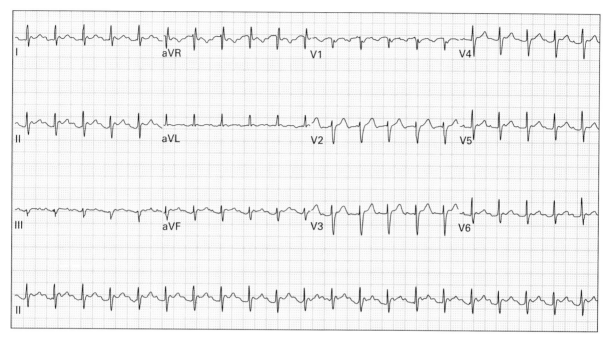

173. 52 岁男性，胸痛伴心悸

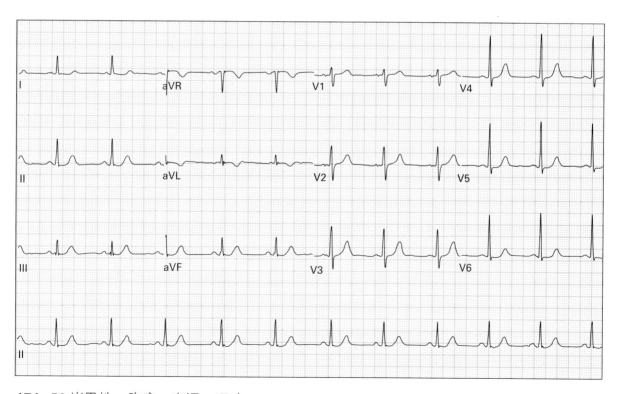

174. 56 岁男性，胸痛、出汗、呕吐

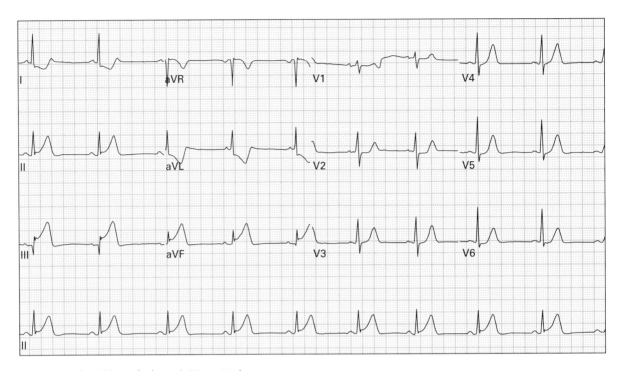

175. 56 岁男性，胸痛、出汗、呕吐

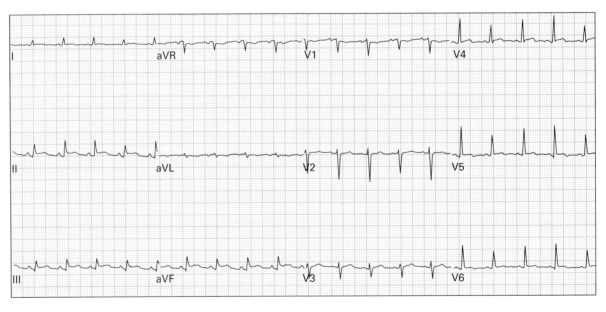

176. 32 岁男性，胸膜炎性胸痛伴呼吸困难

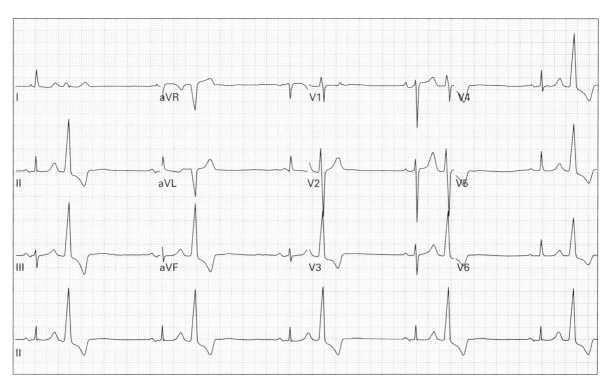

177. 95 岁女性，新发口角歪斜，言语不清，偏瘫

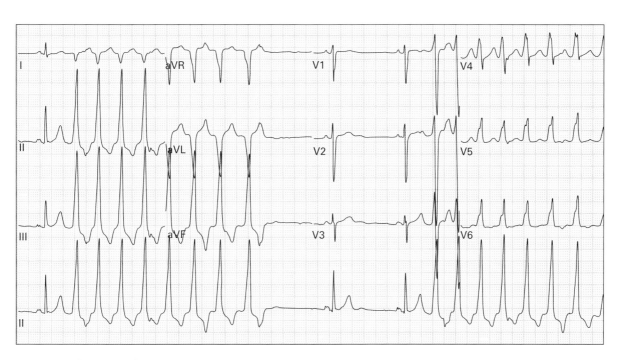

178. 36 岁男性，有心悸和头晕发作

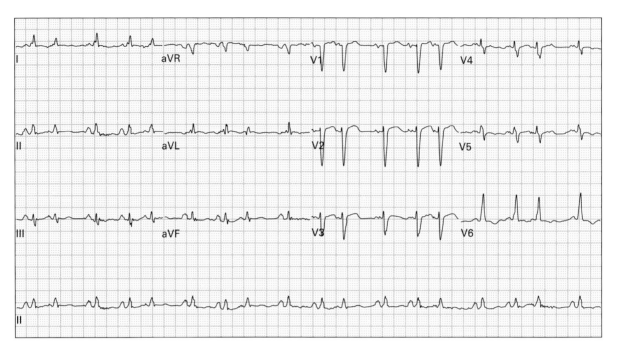

179. 70 岁女性，化疗后出现呕吐和厌食

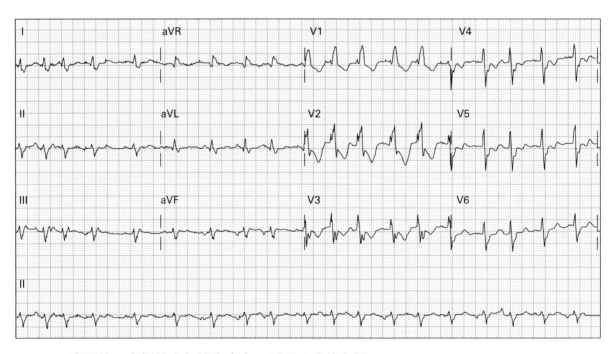

180. 60 岁男性，有慢性支气管炎病史，呼吸困难伴心悸

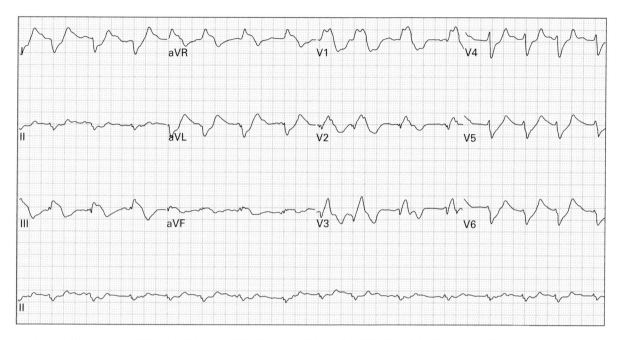

181. 63 岁女性，有糖尿病病史，晕厥发作后就诊；由于背部受伤已服用非甾体类抗炎药物 1 个月

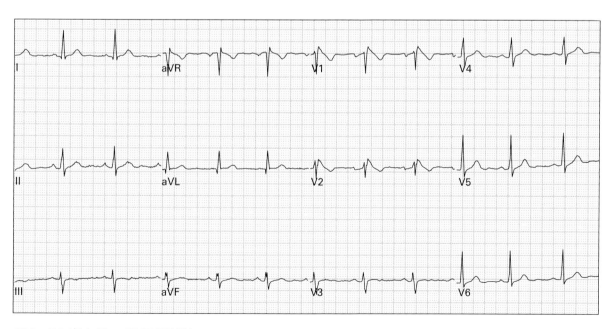

182. 54 岁女性，晕厥后就诊

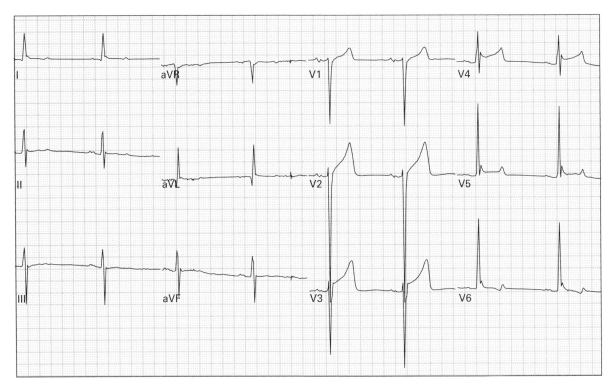

183. 71 岁男性，因昏睡从养老院被送至急诊科

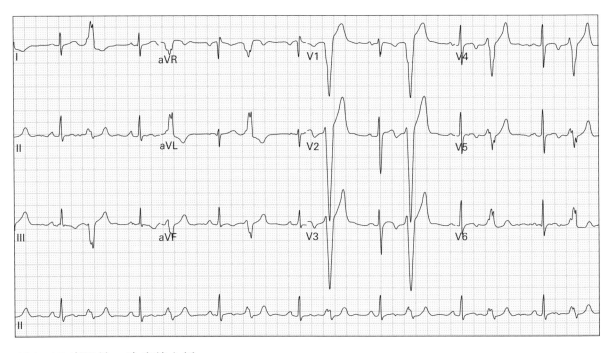

184. 35 岁男性，胸痛伴心悸

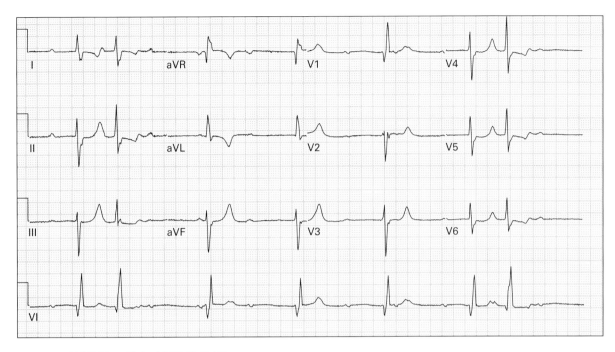

185. 50 岁男性，胸闷伴严重头晕

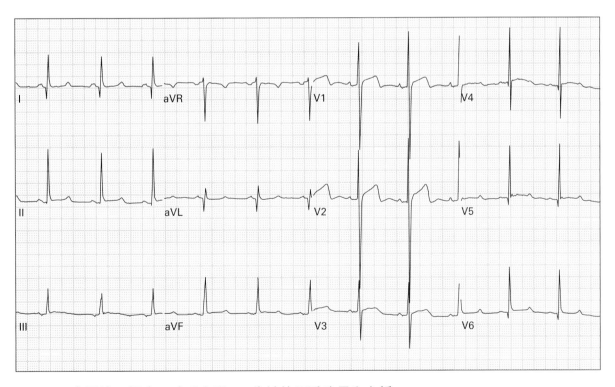

186. 29 岁男性，轻度运动后出现 30 分钟的严重头晕和心悸

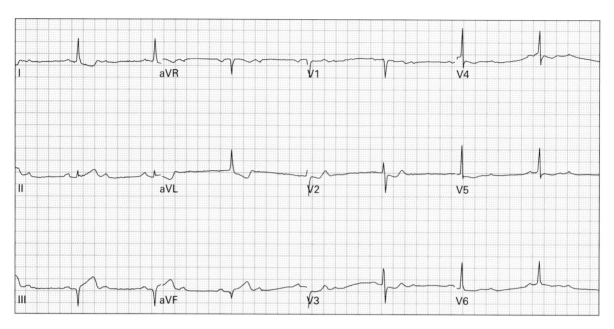

187. 62 岁男性，上腹灼热、恶心、出汗、头晕，血压 80/35 mmHg

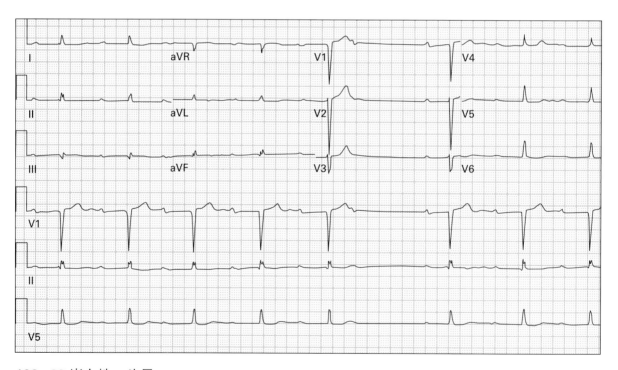

188. 68 岁女性，头晕

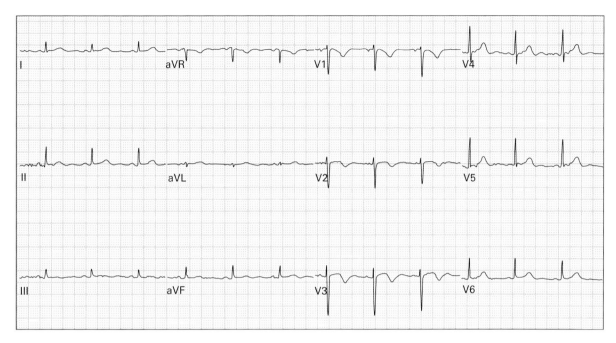

189. 78 岁女性，胸痛伴呼吸困难

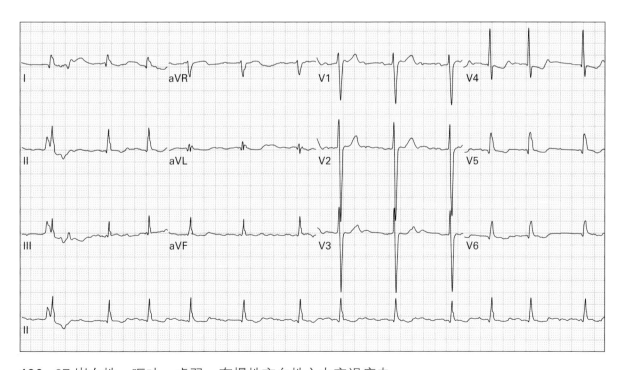

190. 67 岁女性，呕吐、虚弱，有慢性充血性心力衰竭病史

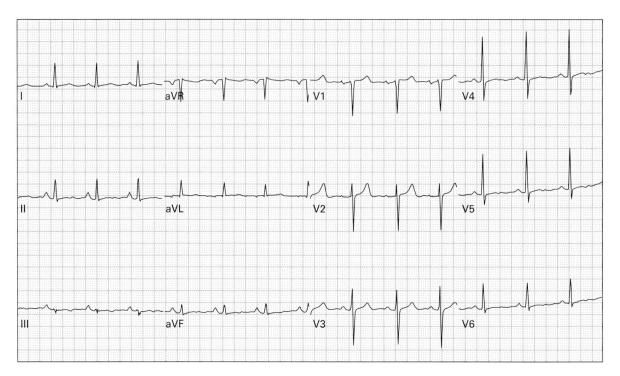

191. 46 岁女性，胸痛和上腹痛

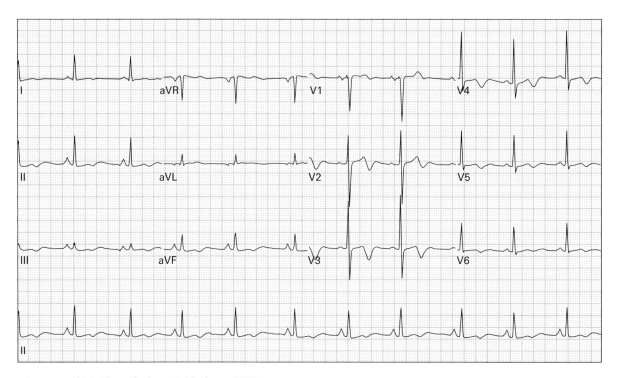

192. 46 岁女性，胸痛，上腹痛，出汗

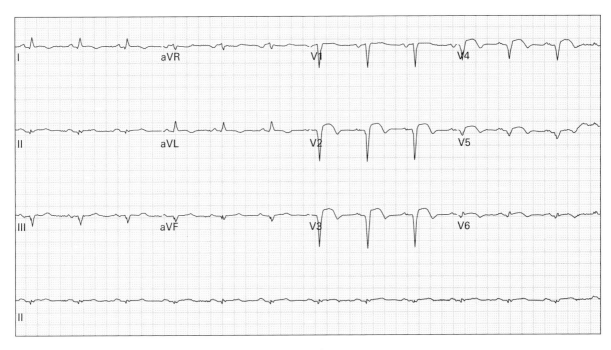

193. 73 岁男性，近期有心肌梗死病史，呕吐、腹泻

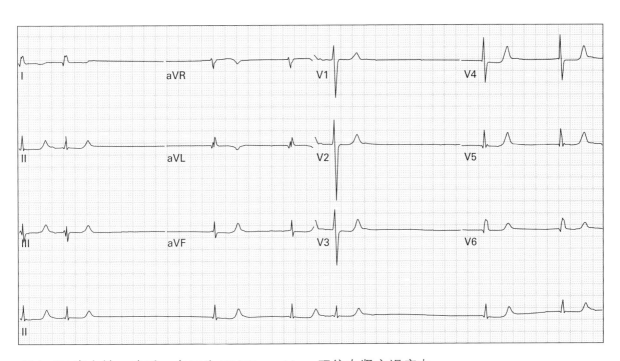

194. 67 岁女性，嗜睡，血压为 75/35 mmHg，既往有肾衰竭病史

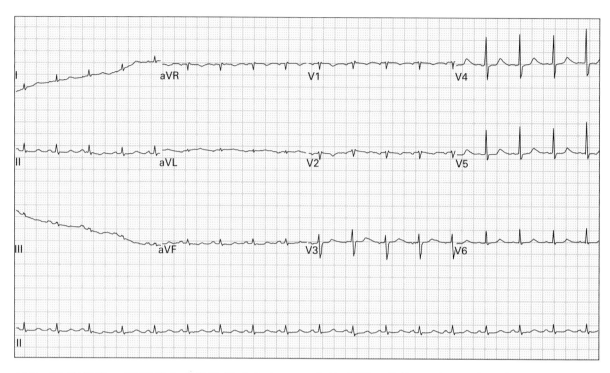

195. 39 岁男性，获得性免疫缺陷综合征（AIDS）终末期，发热、呼吸困难和胸部压迫感，血压为 90/35 mmHg

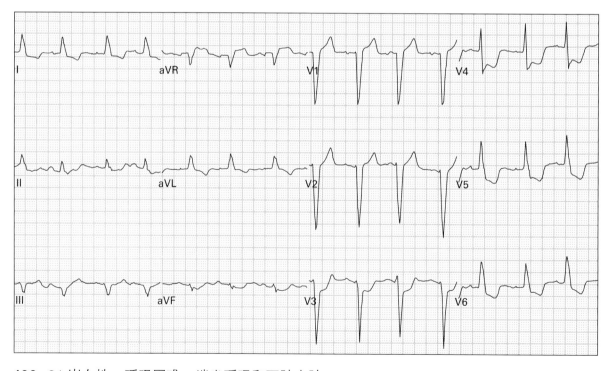

196. 81 岁女性，呼吸困难、端坐呼吸和下肢水肿

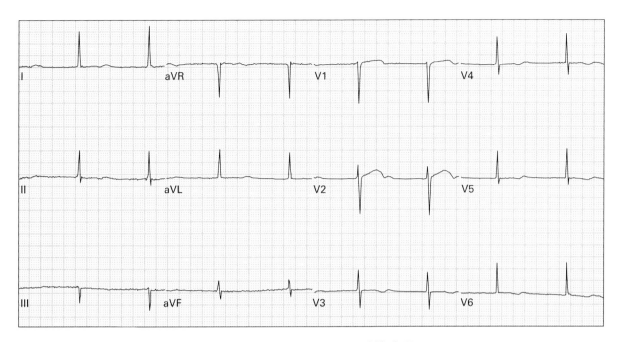

197. 57 岁女性，在开始服用新的降压药一天后出现严重的头晕

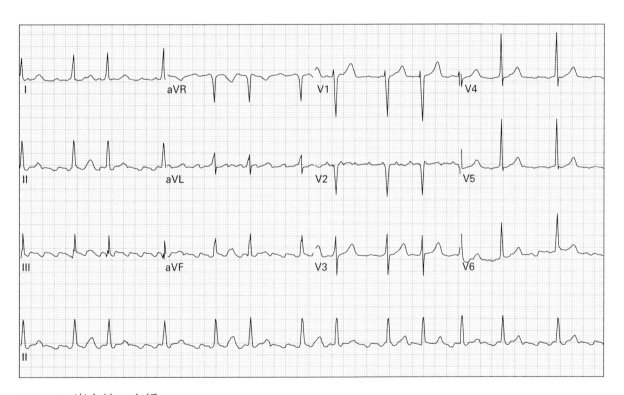

198. 69 岁女性，心悸

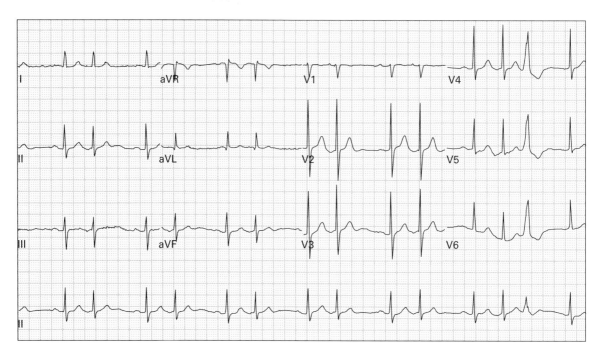

199. 95 岁女性，呕吐

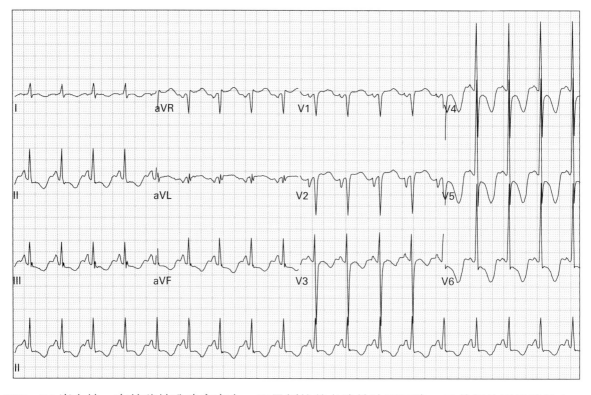

200. 54 岁女性，有转移性乳腺癌病史，因晕倒从养老院转诊至医院，目前仍处于昏迷状态

心电图分析与解读

（除非特殊说明，心率指心室率，电轴指 QRS 波电轴）

101. **窦性心律，急性下壁、右室心肌梗死，低电压**。ST 段抬高和显著宽大的（超急性）T 波提示早期心肌损伤。急性下壁心肌梗死中，典型的镜像导联 ST 段压低出现在 I、aVL 导联和右胸导联 V1~V2。然而，在本例中，V1 导联显示 ST 段抬高，而 V2 导联显示 ST 段压低。这些表现属于急性右心室梗死的高度特异表现。大约 1/3 的下壁梗死会累及右心室。在 12 导联心电图中，其他提示在下壁心肌梗死背景下存在右心室心肌梗死的表现包括：

- V1 导联的 ST 段抬高幅度超过 V2 导联的 ST 段抬高幅度；
- V2 导联的 ST 段压低幅度明显大于 V1 和 V3 导联的 ST 段压低幅度。

病例 101 配图

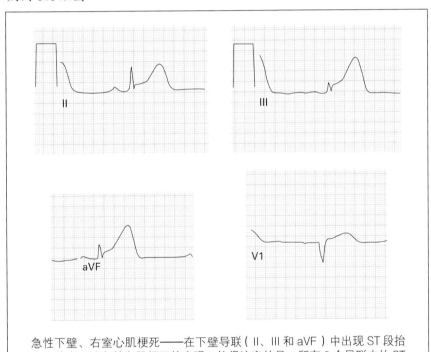

急性下壁、右室心肌梗死——在下壁导联（ II、III 和 aVF ）中出现 ST 段抬高，符合下壁急性心肌梗死的表现。值得注意的是，所有 3 个导联中的 ST 段抬高幅度均较小，这在下壁急性心肌梗死（ AMI ）中并不少见。然而，T 波相对于 QRS 波异常高大（超急性 T 波）。右室梗死的提示包括 V1 导联的 ST 段抬高（这是标准 12 导联心电图中唯一直接反映右心室电活动的导联）同时伴有 V2 导联的 ST 段压低

病例 101 配图。ST 段形态的判定

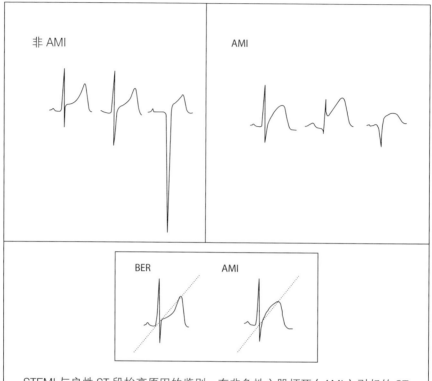

STEMI 与良性 ST 段抬高原因的鉴别：在非急性心肌梗死（AMI）引起的 ST 段抬高（如早复极）中，ST 段 -T 波复合波的初始上升部分大多呈弓背向下，这种形态与 STEMI 患者中观察到的斜直或凸形（"弓背向上"）模式相比，构成了区分 STEMI 与早复极的一个非常有用的鉴别点。但类似于临床工作中的许多工具，这种心电图不同应仅作为提示。与大多数征象一样，它并非万无一失；在 STEMI 的早期阶段，STEMI 患者可能会暂时表现出 ST 段弓背向下抬高，正如本病例中所见。可以通过从 J 点到 T 波顶点画一条线来确定 ST 段抬高的形态：当 ST 段位于该线下方时，即为弓背向下形态，而当 ST 段位于该线上方时，即为弓背向上形态

右室心肌梗死可以通过右室导联的心电图（参见病例 30、病例 31）或床旁超声心动图确认。下壁心肌梗死累及右心室与更高的死亡率相关。在右室心肌梗死患者中，应谨慎使用减少前负荷的药物（例如硝酸酯类），甚至应完全避免使用。本例中的低电压是由于患者的肥胖引起的，在既往的心电图中也有体现。

102. 窦性心律，心率 69 次 / 分，左心室肥大，间歇性 WPW 综合征。本例每个导联中的 QRS 波的振幅和形态都发生变化。这些变化提示存在某种类型的间歇性异常室内传导。仔细检查发现，第 2 个、第 5 个、第 8 个和第 9 个 QRS 波表现出 WPW 综合征的经典三联征：短 PR 间期、略宽的 QRS 波和 δ 波。

103. **窦性心律，心率 82 次 / 分，QT 间期延长。**QT 间期看起来延长是由于 T 波呈现出明显的"驼峰样"形态，这在胸导联中最为明显。这种类型的 T 波改变需考虑以下两种情况：
   - 隐藏的 P 波导致了 T 波的变形；
   - 第二个"峰"实际上是 U 波，与 T 波末端融合（称为"T-U 融合"）。

   T-U 融合在严重低钾血症的病例中很常见。有些专家不认为低钾血症是 QT 间期延长的原因，因为看似宽大的 T 波实际上是由 T-U 融合复合波引起的。无论如何，这些患者尖端扭转型室性心动过速（TDP）的风险较高，因此学者通常将低钾血症列为 QT 间期延长的潜在原因之一。该患者的血钾为 3.0 mmol/L（正常为 3.5~5.3 mmol/L）。

104. **窦性心律，心率 97 次 / 分，不完全 RBBB，T 波改变提示下壁、前间壁心肌缺血。**胸导联明显的 T 波倒置提示左前降支近端阻塞性病变。这种情况下的 T 波倒置通常被称为"Wellens 波"或 Wellens 征。然而，电轴右偏、不完全 RBBB 以及下壁、前间壁导联中同时出现的 T 波倒置提示另一种严重的情况——大面积肺栓塞伴右心张力增加。V1 导联中明显直立的 P 波也是大面积肺栓塞的典型表现。该患者在急诊科接受了静脉注射肝素治疗，尽管进行了抢救，他仍然出现了呼吸骤停并不幸去世。就诊早期曾考虑过经验性溶栓治疗，但由于已知有脑部转移灶而未实施。尸检证实存在多发性肺栓塞，包括骑跨性栓塞。

105. **窦性心动过速伴频发房性期前收缩（PAC），呈房性三联律，心率 115 次 / 分，R 波递增不良，右心房扩大，侧壁导联 T 波非特异性低平。**仔细检查心电图可以发现心脏节律的规律：QRS 波以三联律的形式出现。每组中的第 1 个和第 2 个 QRS 波前都有明显的 P 波，但每组中的第 3 个 QRS 波前有一个较小且提前出现的 P 波，即 PAC。在本例中，所有的 PAC 都传导至心室并产生了 QRS 波。然而，如果 PAC 过早出现在心动周期中，且心室尚处于不应期，则房性冲动将无法传导，导致节律中出现间歇。这种情况常常被误诊为 Mobitz II 型房室传导阻滞。接下来将展示这种"伪 Mobitz II"模式的例子。

106. **窦性心动过速伴二度房室传导阻滞（2∶1 房室传导），心率 75 次 / 分，陈旧性前间壁心肌梗死。**本例最初被误诊为窦性心律，因为大多数导联中未传导的 P 波并不明显。然而，仔细检查所有 12 个导联可以发现未传导的 P 波，在 V2 和 V3 导联中最为明显，形成了 T 波的"驼峰样"外观（参见病例 103）。P 波以 150 次 / 分的频率规律出现。在解释心电图节律时，绝不应仅依赖导联 II（这是大多数心电图机提供的最常见节律条），必须仔细评估**所有 12 个导联**。V1~V2 导联中的 Q 波和 V3 导联中的 r 波被归因于陈旧性前间壁心肌梗死。

107. **窦性心动过速，心率 128 次 / 分，非特异性室内传导延迟。**心电图高度提示三环类抗抑郁药过量的特征：
   - 心动过速
   - 电轴右偏

- aVR 导联中 R 波振幅 ≥ 3 mm
- QRS 间期轻微延长（室内传导延迟）

三环类抗抑郁药中毒病例中常见的另一心电图表现是 QT 间期延长，尽管在本例中 QT 间期正常。这些异常在治疗后均得到缓解。三环类抗抑郁药在电轴右偏、QRS 间期延长和 QT 间期延长的鉴别诊断中占据重要地位。本例中的患者后来承认他试图通过服用过量的阿米替林（一种三环类抗抑郁药）自杀。急诊医生应熟悉一些常见药物过量导致心动过速的鉴别诊断，包括拟交感神经药物（例如安非他明、可卡因、非处方减充血剂）、抗胆碱能药物（例如三环类抗抑郁药、抗组胺药）和甲基黄嘌呤类药物（例如茶碱、咖啡因）。

108. **窦性心律，心率 79 次 / 分，不完全 RBBB，T 波异常提示前间壁缺血，下壁导联中非特异性 T 波异常**。心电图提示可能存在肺栓塞。存在不完全 RBBB，提示右心室扩张（张力增加）。T 波异常在肺栓塞中常见。前间壁和下壁导联中同时出现 T 波倒置，如前所述，提示肺栓塞具有高度特异性；然而，仅在前间壁导联中出现 T 波倒置在肺栓塞中也相当常见。请注意，这位患者并未出现心动过速。与通常教科书中的内容相反，仅有不到 1/2 的肺栓塞患者会出现心动过速。"非特异性 T 波异常"通常指振幅 <1.0 mm 的直立 T 波或振幅 <1.0 mm 的倒置 T 波。

109. **房性心动过速（AT）伴不等比房室传导，心率 70 次 / 分；心律提示地高辛中毒**。心房率为 200 次 / 分，通常为 AT（或"阵发性"AT）。当心房率为 250～350 次 / 分时，诊断为心房扑动。存在不等比的房室传导，导致心室率约为 70 次 / 分。伴有不等比房室传导的 AT 是地高辛中毒时典型的心律失常之一，体现了异位心律和传导阻滞的结合，这是地高辛中毒的典型表现。该患者的血清地高辛为 4.4 ng/ml（正常为 0.5~2.2 ng/ml）。

110. **窦性心动过速，心率 130 次 / 分，低电压，非特异性 T 波异常**。当所有肢体导联的 QRS 波振幅均小于 5 mm 或所有胸导联的 QRS 波振幅均小于 10 mm 时，诊断为低电压。低 QRS 电压的鉴别诊断非常广泛，包括黏液性水肿、大量心包积液、大量胸腔积液、终末期心肌病、严重慢性阻塞性肺疾病、肥胖、浸润性心肌病和缩窄性心包炎。然而，低电压和心动过速的组合强烈提示大量心包积液和潜在的心包压塞可能性。本例中的患者确实有心包压塞的超声心动图证据（右心室舒张期塌陷）。成功施行紧急心包切开术，患者恢复良好。

111. **窦性心律，心率 75 次 / 分，左心室肥大，不完全 RBBB 及右胸导联的 ST 段抬高，提示 Brugada 综合征**。Brugada 综合征首次由 Brugada 于 1992 年描述[1]，是心脏结构正常的年轻东南亚男性患者常见猝死原因。自最初描述以来，该综合征已在男性和女性、从婴儿到老年人以及各个种族中被发现。该综合征的特征是 V1~V2 导联（有时延伸至 V3 导联）上的心电图异常，以及多形性或单形性室性心动过速的发生（如果持续存在则导致猝死，如果自发终止则引起晕厥）。V1~V2 导联的心电图异常包括完全 RBBB 或不完全 RBBB 以及 ST 段抬高。ST 段抬高通常呈弓背向上的形态，尽管在本例中表现为较少见的弓背向下 ST 段抬高。该病的确诊依赖于电生理检查，正如本例患者的情况。主流理论认为该综合征是由钠通道异常引起的，正在进行的研究有助于进一步确定确切原因以及识别高风险患者。急诊医生在遇到因晕厥或近乎晕厥入院并具有特征性心电图表现的患者时，应考虑 Brugada 综合征，并迅速将疑似患者转诊进行电生理检查。目前唯一持续有效的治疗方法是植入心脏复律除颤器（ICD）。在未植入 ICD 的情况下，症状出现后年死亡率可能高达 10%[2]。

112. **窦性心律伴二度 I 型房室传导阻滞（Mobitz I 型，文氏阻滞），频发室性期前收缩（PVC），呈室性三联律，心率 73 次 / 分**。节律为规律性不规则，QRS 波以三联律的形式出现。每组中的前两个 QRS 波为窄 QRS 波，并由 P 波引导。每组中的第三个 QRS 波为 PVC，因此诊断为室性三联律。根据每个周期中 P 波的规律性和 PR 间期从第一个至第二个搏动的延长，识别出 Mobitz I 型房室传导阻滞。未传导的 P 波被 PVC 掩盖。

113. **窦性心动过速，心率 110 次 / 分，急性后壁心肌梗死**。在有缺血症状的患者中，右胸导联的 ST 段压低通常与以下三种情况之一相关：
   - 急性前间壁心肌缺血
   - 急性下壁心肌梗死伴随的镜像改变
   - 急性后壁心肌梗死

在这些导联中出现显著的 R 波和直立的 T 波高度提示后壁心肌梗死。大多数后壁心肌梗死与下壁心肌梗死相关，少数与侧壁心肌梗死相关。然而，有 5%~8% 为孤立的后壁心肌梗死，正如本例所示。可以通过放置后壁导联（将 V5 和 V6 导联放置于左肩胛下角的下外侧和正下方）并评估这些导联中的 ST 段抬高来确认。孤立的急性后壁心肌梗死常常因胸前导联心电图未显示 ST 段抬高而被误诊或延误诊断。如果对右胸导联 ST 段压低的意义存疑，医生可以获取后壁导联的心电图以评估是否存在后壁心肌梗死。

114. **窦性心律不齐，心率 77 次 / 分，急性前间壁心肌梗死**。V1 导联的 ST 段抬高与以下几种情况相关：
   - 急性前间壁心肌梗死
   - 急性右室心肌梗死
   - Brugada 综合征
   - 左心室肥大（LVH）
   - LBBB
   - 肺栓塞
   - 高钾血症

镜像导联中出现相应的 ST 段压低对急性 STEMI 的诊断具有高度特异性。由于缺乏急性下壁心肌梗死的证据（急性右心室心肌梗死几乎总是伴随下壁 STEMI），急性右室心肌梗死的可能性较小。在 aVR 导联中也观察到 ST 段抬高。在急性心肌梗死的情况下，aVR 导联中的 ST 段抬高通常预示左前降支近端或左主干阻塞。如果 aVR 导联中的 ST 段抬高幅度 ≥ 1.5 mm，若不进行及时干预，预后极差[3]。

115. **窦性心律不齐，心率 73 次 / 分，急性下壁、右室心肌梗死**。在标准的 12 导联心电图上，右室心肌梗死提示如下：

- V1 导联中出现 ST 段抬高，同时 V2 导联中出现 ST 段压低
- V1 和 V2 导联中均出现 ST 段抬高，但 V1 导联中的 ST 段抬高幅度超过 V2 导联中的 ST 段抬高幅度
- V1 和 V3 导联中的 ST 段等电位，而 V2 导联中的 ST 段明显压低，正如本例所见。

116. **窦性心律，心率 75 次 / 分，陈旧性下壁心肌梗死，V1 和 V3 导联电极反接（放置错误）**。在 V1 导联中，显著的 R 波（定义为 R∶S 比率 ≥ 1）作为正常变异仅存在于 1% 的患者中[4]。因此，急诊医生应熟悉这一心电图发现的潜在原因：预激综合征（WPW），后壁心肌梗死，RBBB，室性异位搏动，右心室肥大，急性右心室扩张（例如大面积肺栓塞导致的右心室"张力增加"），肥厚型心肌病，进行性肌营养不良，右位心，钠通道病（例如三环类抗抑郁药过量，Brugada 综合征），以及胸导联电极放置错误。本例中，V1 和 V3 导联电极位置被意外对调，导致 V1 导联中出现显著的 R 波。在胸导联中，正常的心电图表现为 R 波振幅逐渐增加，S 波振幅逐渐减小。如果 R 波和 S 波的正常演变丢失，应怀疑导联放置错误。另一个线索是，V1 导联中的 P 波通常是倒置的、平坦的或双相的，而在 V2~V6 导联中通常是直立的。在本例中，V3 导联中的 P 波是平坦的，而在 V1 导联中则是直立的。

117. **窦性心动过缓，一度房室传导阻滞，频发未下传的房性期前收缩（PAC），呈房性三联律，心率 37 次 / 分，双分支传导阻滞（RBBB 和 LAFB），左心房扩大，左心室肥大**。这种节律常被误诊为二度 II 型房室传导阻滞（Mobitz II），因为存在未传导的 P 波和下传 P 波中的恒定 PR 间期。然而，排除 Mobitz II 诊断的关键点是未传导的 P 波出现较早（在二度房室传导阻滞中 PP 间期应恒定），即这些 P 波实际上是 PAC。未下传的（或"阻滞的"）PAC 是心电图节律上常见的 QRS 波丢失原因。当 PAC 过早出现于心室仍处于不应期时，房性搏动将无法产生心室去极化。PAC 导致窦房结重置，因此下一个窦性 P 波出现前会有延迟，结果是在心电图节律上出现长间歇。建议在考虑二度房室传导阻滞时始终使用心电图卡尺并排除 PAC 未下传的可能性。区分这一点至关重要；二度房室传导阻滞可能需要起搏器治疗，而未传导的房性期前收缩（早搏）通常是良性的。在本例中，患者确实存在一些电解质异常，纠正后 PAC 消失，心室率和节律恢复正常。当每个窦性心搏后紧随 1 个 PAC 时诊断为房性二联律；当每两个窦性心搏后紧随 1 个 PAC 时诊断为房性三联律，依此类推。

118. **交界性心动过速，心率 115 次 / 分，不完全 RBBB，急性前壁心肌梗死，陈旧性下壁心肌梗死**。QRS 波规律且心率 > 100 次 / 分，但没有正常的房性活动证据，因此诊断为交界性心动过速。在 I 和 aVL 导联中可见 QRS 波后的逆行 P 波，这是交界性心律的典型特征。即使存在不完全或完全 RBBB，前壁导联中的 ST 段抬高仍被认为是急性损伤的可靠证据。前壁导联中的 Q 波伴有 ST 段抬高，提示这些 Q 波可能是急性梗死的结果。然而，下壁导联未见急性 ST 段或 T 波异常，提示下壁心肌梗死可能较早发生。后续对既往心电图的回顾确认了下壁心肌梗死发生在数年前。

119. **心房颤动伴缓慢心室率，心率 40 次 / 分。**基础房性节律显示细小的颤动波形，符合患者既往的心房颤动病史。在没有房室结阻滞药物的影响下，心房颤动通常表现为 120~170 次 / 分的心室率；心率较慢提示严重的房室结疾病、低体温或药物作用。该患者的病史提示药物过量，最可能的原因是地高辛、钙通道阻滞剂或 β 受体阻滞剂中毒。在慢性心房颤动伴心动过缓的患者中，区分钙通道阻滞剂中毒与 β 受体阻滞剂中毒在心电图上极其困难。然而，地高辛中毒通常会有一些有提示的额外线索：偶发室性期前收缩；R 波末端与压低的 ST 段融合形成的"曲棍球棒"外观（有时也被称为"Salvadore Dali moustache '胡须' 外观"）；以及完全性房室传导阻滞伴规则的交界性或室性逸搏节律。本例中没有出现这些提示地高辛中毒的线索。该患者最近开了较高剂量钙通道阻滞剂的新处方，但仍继续服用以前剂量的药片数。他接受了静脉注射钙剂的治疗，并且恢复良好。

120. **心房扑动，心率 113 次 / 分，RBBB。**宽 QRS 波不规则心律的最重要原因已经在之前讨论过：心房颤动伴差异性传导（例如束支传导阻滞）、心房颤动伴预激综合征（WPW 综合征）和室性心动过速（VT）。然而，还有两种较为少见（且较少致命）的情况也值得注意：①心房扑动伴不等比传房室传导和室内传导异常；②多源性房性心动过速（MAT）伴室内传导异常。与窄 QRS 波不规则心律一样，诊断依赖于仔细检查心电图中的房性活动。在本例中，V1 导联给了我们提示：V1 导联显示了扑动波。注意，通常由大多数心电图机提供的 II 导联节律条并不提供有用的信息。V1 导联通常是识别房性活动的最佳导联。

121. **窦性心动过缓，二度 I 型房室传导阻滞（Mobitz I 型，文氏阻滞），心率 58 次 / 分，左心室肥大（LVH）伴复极异常和非特异性室内传导延迟，R 波递增不良。**这是一个缓慢进展的 Mobitz I 型传导阻滞的病例。许多 P 波被隐藏于 T 波中，增加了解读的难度。PP 间期保持不变，这是二度房室传导阻滞的典型特征。侧壁导联 T 波倒置在 LVH 中并不少见，这是由于复极异常（有时称为"LVH 伴劳损"）。与 LVH 相关的 T 波倒置应是不对称的，且不应出现在右胸导联中。左心室肥大有时会因室内传导延迟而导致 QRS 波时限延长，如本例所见。

122. **窦性心律，心率 60 次 / 分，左心室高电压，侧壁导联异常 Q 波，提示肥厚型心肌病（hypertrophic cardiomyopathy，HCM）。**HCM 也被称为特发性肥厚性主动脉瓣下狭窄（idiopathic hypertrophic subaortic stenosis，IHSS）、肥厚梗阻性心肌病（hypertrophic obstructive cardiomyopathy，HOCM）和非对称性间隔肥厚（asymmetric septal hypertrophy，ASH），是青少年和年轻成人猝死的常见原因。心电图的特征性表现包括：

- QRS 波振幅增高
- 下壁和（或）侧壁导联的 Q 波深而窄，类似于下壁和（或）侧壁心肌梗死
- V1~V2 导联的 R 波增高，类似于后壁心肌梗死或右心室肥大

由于室间隔肥厚，这些心电图异常可能部分或全部存在。在 HCM 中，最常见的心电图表现是 QRS 波振幅增高。最特异性的改变是深而窄的 Q 波。这些通常被误认为是心肌梗死型 Q 波，但它

们往往更深且更窄。HCM 的明确诊断需要应用超声心动图。虽然此患者符合 LVH 的电压标准，但对于 40 岁以下伴有 QRS 波振幅增高的患者，通常更倾向使用"左心室高电压"（high left ventricular voltage，HLVV）这一术语。"左心室肥大"意味着存在异常情况；而许多健康的青少年和青年人的心电图存在 QRS 波振幅增高。在年轻患者中 HLVV 与超声心动图诊断的 LVH 相关性较差。

123. **窦性心律，心率 60 次 / 分，右心房扩大，左心室肥大，T 波异常和 QT 间期延长，考虑前间壁缺血或低钾血症。** 右心房扩大通过下壁导联 P 波振幅 >2.5 mm 诊断。胸前导联中 T 波的形态为起始部分倒置，终末部分直立，且 QT 间期明显延长（QT 间期 0.624 s，QTc 间期 0.613 s），提示存在 T-U 融合（倒置的 T 波后紧接着一个大而直立的 U 波）。最初认为患者有急性前壁缺血伴 Wellens 征（胸前导联双向 T 波，高度提示左前降支近端严重闭塞）。然而，Wellens 征的双向 T 波起始部分直立，终末部分倒置。该患者的血钾为 2.3mmol/L（正常为 3.5~5.3 mmol/L）。

124. **多源性房性心动过速（MAT），偶见室性期前收缩，心率 110 次 / 分，R 波递增不良。** 不规则的窄 QRS 波心动过速的鉴别诊断包括心房颤动、心房扑动不等比下传、窦性心动过速伴频发房性期前收缩以及 MAT。明显存在的 P 波除外了心房颤动的诊断。相反，出现了至少 3 种不同类型的 P 波（从形态上看），且时间间隔不等，这证实了 MAT 的诊断，并排除了心房扑动的可能。MAT 常见于慢性肺部疾病急性发作的患者，而该患者正处于肺气肿的急性发作期。此病例中的电轴左偏也常见于重度肺气肿患者。R 波递增不良，即 V3 导联的 R 波 <3 mm、V4 导联时 R 波小于 S 波的情况，也是重度肺气肿患者的常见表现。

125. **窦性心律，心率 70 次 / 分，左心房扩大，急性前壁、侧壁心肌梗死，下壁导联 T 波非特异性低平。** 在不了解病史或无法获得既往心电图的情况下，以上解读是合理的。然而，该患者无心脏、肺部相关症状，心电图仅作为入院常规检查，并且既往有心肌梗死病史。这些信息强烈提示左心室室壁瘤（left ventricular aneurysm，LVA）。在获得既往的心电图后证明了类似的发现。LVA 通常表现明显的 Q 波和 ST 段持续性抬高，即使急性缺血已缓解，心电图异常会一直存在。大多数但并非所有的 LVA 发生在左心室的前壁，导致胸导联 ST 段持续性抬高。区分 LVA 与急性心肌梗死的一个有帮助（但不完美）的"诀窍"是 LVA 不会出现对应导联的 ST 段压低。R 波递增不良也可以归因于既往的前间壁心肌梗死。

126. **窦性心律，偶发室上性期前收缩，心率 96 次 / 分，左心室肥大，RBBB，急性前壁、侧壁心肌梗死，陈旧性下壁心肌梗死。** 在心电图的起始部分心律齐，但在后半部分期前收缩（早搏）影响了心律。第 11 个和第 15 个 QRS 波提前出现，前有小的 P 波——提示房性期前收缩。然而，第 12 个 QRS 波前无明显 P 波，可能为房性期前收缩（P 波隐藏在前面 T 波中）或者交界性期前收缩（premature AV junctional complex，PJC）。鉴于 QRS 波的形态与其他 QRS 波相似，室性期前收缩的可能性较小。急性前壁、侧壁心肌梗死基于 V3~V6 导联 ST 段抬高诊断。在存在 RBBB 的情况下，ST 段抬高应始终被视为异常。下壁导联存在 Q 波，但没有相应的 ST 段或 T 波改变，提示下壁心肌梗死为陈旧性。2 年前的心电图证实了下壁心肌梗死为陈旧性，前壁、侧壁心肌梗死为急性期。

127. 心房扑动不等比下传，心率 90 次 / 分，双分支传导阻滞（RBBB 和 LAFB）。由于心律不齐以及 Ⅱ导联无明显心房激动，此心电图易被误诊为心房颤动。然而，仔细检查所有 12 导联可见 V1 导联中有明显的扑动波。LAFB 根据以下三项特征诊断：①电轴左偏，②Ⅰ和 aVL 导联中 qR 波，③Ⅱ导联和Ⅲ导联中 rS 波。通常情况下，当存在 RBBB 时 QRS 波电轴在正常范围内；出现电轴偏移应考虑分支传导阻滞，如本例所见。

128. 窦性心律，伴间歇性一度房室传导阻滞和 LBBB，T 波异常提示下壁、侧壁心肌缺血。基础心律为窦性心律，出现在心电图的起始和结尾部分，心率 73 次 / 分。心电图的中段为窦性心律伴一度房室传导阻滞和 LBBB，心率 94 次 / 分。一度房室传导阻滞和 LBBB 可能是快心率依赖性的（频率依赖性）。束支传导阻滞也可以是慢心率依赖的（发生在心动过缓的情况下）。

129. 窦性心律或房室交界性心律，心率 51 次 / 分，QT 间期延长，J 波与低体温相符合，下壁导联非特异性 T 波低平。由于患者寒战导致的伪差掩盖了心房激动，因此很难区分窦性心律和房室交界性心律。QT 间期延长（QT 间期 0.608 s，QTc 间期 0.560 s）。QT 间期延长的原因需考虑：低钾血症、低镁血症、低钙血症、颅内压（intracranial pressure, ICP）增高、应用钠通道阻滞药物（如三环类抗抑郁药、奎尼丁等）、低体温以及先天性长 QT 间期综合征。J 波（Osborne 波）存在于前壁导联和侧壁导联。尽管 J 波并非低体温的特征性标志，但它对低体温的诊断具有高度的敏感性和特异性。该患者的直肠温度为 28.5℃（83.3°F）。

病例 129 配图

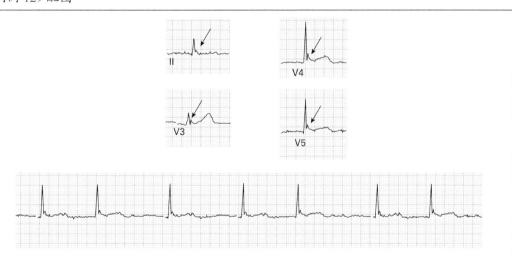

在低体温患者中，最常见的心电图发现是 J 波。这种异常也被称为 "Osborne 波"。这种发现（箭头所指）表现为 QRS 波终末部分向上偏移以及 J 点的抬高。J 波最常见于前壁导联、侧壁导联以及Ⅱ导联，尽管它们可能只出现在单一导联中。它通常出现在核心体温低于 32℃（90°F）的患者中，当体温低于 30℃（86°F）时 J 波常常变得更大。J 波的大小通常与体温呈反比关系；随着体温下降，J 波逐渐变大。在这个病例中其他提示低体温的发现包括运动伪差（寒战）和心室率缓慢。所谓的低体温心电图三联征包括 J 波、运动伪差和心动过缓

130. **房性心动过速不等比下传，心率 40 次 / 分，陈旧性下壁心肌梗死；心律提示地高辛中毒。**此心律常被称为阵发性房性心动过速（paroxysmal atrial tachycardia, PAT）伴传导阻滞。在大多数导联中，可以清楚地看到心房激动的频率为 214 次 / 分。尽管心房律呈现扑动或"锯齿状"模式，但通常将"扑动"一词用于心房率 ＞250 次 / 分的情况。PAT 伴传导阻滞通常认为是由于心房自律性增加以及房室结传导功能障碍，导致高度房室传导阻滞和相对较慢的心室率。地高辛毒性是 PAT 伴传导阻滞的常见原因，也是该患者出现症状的原因。

病例 130 配图

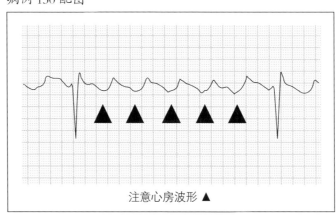

注意心房波形 ▲

131. **窦性心律不齐，心率 74 次 / 分，不完全 RBBB，右胸导联 ST 段抬高与 Brugada 综合征相符。**如病例 111 中讨论的，Brugada 综合征的心电图特征包括不完全或完全 RBBB，伴 V1、V2 导联 ST

病例 131 配图。Brugada 综合征

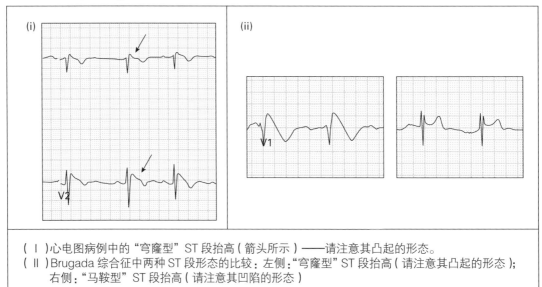

（ Ⅰ ）心电图病例中的"穹窿型"ST 段抬高（箭头所示）——请注意其凸起的形态。
（ Ⅱ ）Brugada 综合征中两种 ST 段形态的比较：左侧："穹窿型"ST 段抬高（请注意其凸起的形态）；
　　　右侧："马鞍型"ST 段抬高（请注意其凹陷的形态）

段抬高（有时可累及 V3 导联）。Brugada 综合征患者易发生多形性（更常见）或单形性室性心动过速，并可能导致猝死。如果心律失常在短暂意识障碍后自发终止，患者通常会表现为晕厥发作。该综合征唯一有效的治疗方法是植入 ICD。该病的年死亡率可高达 10%，凸显了早期识别和转诊到电生理专业医生的重要性。

132. **窦性心律，二度 II 型房室传导阻滞（Mobitz II 型），心率 48 次 / 分，LBBB。** 心电图中大部分的心律表现为 2 : 1 传导的二度房室传导阻滞。很难确定这些 2 : 1 房室传导阻滞是 Mobitz I 型还是 Mobitz II 型。然而，在本例中，心电图的中段有部分表现为 3 : 2 传导，并且该区域内的 PR 间期固定不变。PR 间期固定确认了 Mobitz II 型的诊断。

133. **窦性心律，三度房室传导阻滞，房室交界性（逸搏）心律，心率 50 次 / 分，LBBB。** 再次强调，V1 导联是识别心电图房性激动的最佳导联。独立的房性和室性激动（房室分离）可以通过 PR 间期不固定识别。没有任何 P 波传导到心室，因此诊断为三度房室传导阻滞。QRS 波宽大，这可能是由于室性逸搏心律或房室交界性逸搏心律伴异常的室内传导（例如束支传导阻滞）。心率（50 次 / 分）提示房室交界性心律，QRS 波的形态符合 LBBB 模式。与既往的心电图比较，确认患者既往确实有相同 QRS 形态的 LBBB。

134. **窦性心律伴二度 I 型房室传导阻滞（Mobitz I 型，文氏阻滞），心率 47 次 / 分。** 大部分导联的节律被伪差掩盖，但在 II 导联中可以清晰地看到 P 波。PR 间期逐渐延长，直到一个 P 波未下传。这种 PR 间期的改变可以通过比较未下传 P 波之前的 PR 间期与之后的 PR 间期来识别。

135. **心房扑动不等比下传，心率 116 次 / 分，左心室肥大（LVH）伴非特异性室内传导延迟和复极异常。** 由于节律不规律，最初可能误诊为心房颤动。然而，RR 间期在一组连续的心搏中是固定的，这与心房颤动不符。此外，仔细读图后发现 V1 和 V2 导联中存在扑动波（心率 300 次 / 分），确认了心房扑动的诊断。QRS 波略增宽（0.112 s），这是由于 LVH 常见的非特异性室内传导延迟所致。侧壁导联 T 波倒置通常与 LVH 的复极异常相关。

136. **心房颤动伴 WPW 综合征，心率 152 次 / 分。** 不规律宽 QRS 波应考虑心房颤动伴传导异常（通常是束支传导阻滞）、心房颤动伴 WPW 综合征和多形性室性心动过速（PVT）。所有 QRS 波的形态和（或）宽度逐跳改变，基本排除心房颤动伴束支传导阻滞。心房颤动伴 WPW 综合征的特点是 QRS 波形态逐跳改变；在心电图的某些部分，心率可达 250~300 次 / 分，而在其他部分的心率通常低于 200 次 / 分。然而，任意导联中的 QRS 波电轴保持不变是关键。相比之下，PVT 通常表现为持续的快速心率，常常超过 300 次 / 分（另见病例 89），而 QRS 波电轴即使在同一导联中也经常改变。该患者血流动力学稳定，因此她接受了静脉注射普鲁卡因胺治疗，并恢复了窦性心律。见下页配图。

病例 136 配图。心房颤动伴 WPW 综合征

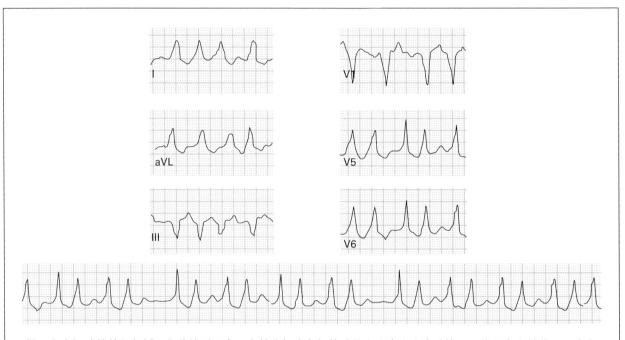

提示心房颤动的特征包括：心律绝对不齐；在某些部分有极快速的心室率（速度过快而不能经房室结传导下去）；QRS 形态变化（QRS 波的形态和 / 或宽度逐跳改变），表明有部分 QRS 波通过旁路下传，有部分 QRS 波通过正常路径下传，还有部分 QRS 波是两条路径同时下传融合的结果

137. **交界性（房室交界性）心律，心率 53 次 / 分，RBBB，急性下壁心肌梗死**。在这种心律齐的情况下，P 波的缺失应考虑房室交界性心律或室性心律。QRS 波增宽可以归因于传导异常（如束支传导阻滞）或室性心律。然而，QRS 波的形态（V1 导联中 rsR' 波，I 导联和 V6 导联中的 S 波略增宽）以及心率在 40～60 次 / 分之间，高度提示房室交界性心律。最后一个 QRS 波窄，并且之前有一个 P 波，表明偶尔有正常传导的房性激动。下壁导联中的 Q 波和 ST 段抬高提示 STEMI。

138. **加速性室性自主心律（AIVR），心率 110 次 / 分**。与病例 137 为同一患者。根据缺乏窦性 P 波、宽 QRS 波、电轴右偏和 V1 导联 QRS 波形态（RBBB 在 V1 导联中通常表现为 rsR' 波，而起源于左心室的室性心律通常表现为 Rsr' 波，如本例所示）诊断为室性心律。室性逸搏心律通常心率为 20～40 次 / 分。如果心率为 40～120 次 / 分，则称为加速性室性心律或 AIVR。当心室率超过 120～130 次 / 分时，则诊断为室性心动过速。AIVR 在急性心肌梗死患者中很常见，特别是在溶栓治疗后，被认为是冠状动脉再灌注的标志（通常称为"再灌注性心律失常"）。这种心律通常会在几秒钟到几分钟内自行终止，不需要治疗。与室性心动过速的治疗不同，使用抑制室性心律的

药物（例如利多卡因、胺碘酮）治疗 AIVR 可能会导致停搏。因此，区分 AIVR 和室性心动过速非常重要。遗憾的是，这种心律被误诊为室性心动过速，该患者接受了静脉的胺碘酮治疗。几分钟后，患者发生了停搏，未能被复苏。

139. **窦性心律，三度房室传导阻滞，交界性（房室交界性）心律，心率 54 次 / 分，双房扩大。** 窦性激动的频率为 97 次 / 分。一些心房波由于被 QRS 波或 T 波掩盖而无法识别。心房和心室激动是独立的，表现为 PR 间期不固定，以及心房率和心室率不同，提示存在房室分离。没有任何房性搏动传导到心室，因此诊断为三度（完全性）房室传导阻滞。逸搏心律为窄 QRS 波，心率符合典型的房室交界性心律（40~60 次 / 分）。右心房扩大根据下壁导联 P 波振幅 ≥ 2.5 mm 诊断。左心房扩大根据下壁导联 P 波增宽（≥ 0.12 s）伴切迹，且 V1 导联 P 波终末负向波（负向振幅 ≥ 1 mm，持续时间 ≥ 0.04 s）诊断。

140. **心房扑动伴 2∶1 房室传导，心率 130 次 / 分，非特异性广泛导联 T 波低平。** 该心律起初被误诊为窦性心动过速。然而，仔细检查所有导联发现，在 V1 导联中心房激动的频率为 260 次 / 分。这个病例再次证实了 V1 导联观察心房激动比其他导联更为清楚。

141. **窦性心动过速，心率 168 次 / 分，陈旧性下壁和前壁、侧壁心肌梗死。** "驼峰样" T 波（参见前壁导联）应优先考虑两种可能：
    - T 波和 U 波融合，符合低钾血症
    - "隐藏"于 T 波内的 P 波

    在此病例中，T 波的异常改变是"隐藏"的 P 波所致。该患者的窦性心动过速是由于肺炎导致的高热和严重脱水引起。

142. **心房扑动不等比下传，心率 125 次 / 分，双分支传导阻滞（RBBB 和 LAFB）。** 该心律为不规律但成组的宽 QRS 波节律。这种类型的心律最需考虑的情况包括心房颤动伴异常传导、心房颤动伴 WPW 综合征和多形性室性心动过速（PVT）。两个低危的情况包括心房扑动不等比下传和异常传导，以及多源性房性心动过速（MAT）伴异常传导。由于 QRS 波形态固定，排除心房颤动伴 WPW 综合征和 PVT。仔细观察可以发现每一组心搏中的 RR 间期固定，这排除了心房颤动和 MAT。剩下的唯一可能就是心房扑动不等比下传。心房颤动和心房扑动经常被混淆，但某些部分心律规则时，更倾向于心房扑动；心房颤动通常是绝对不规律的。

143. **窦性心律，心率 84 次 / 分，QT 间期延长，ST 段和 T 波异常，提示弥漫性心脏缺血或颅内出血。** QT 间期延长与巨大倒置的 T 波应立即考虑到颅内出血伴颅内压增高。若误诊为急性心肌缺血可能会导致不适当的抗血小板和抗凝治疗。心肌缺血有时可以引起巨大 T 波倒置和 QT 间期延长。然而，患者的精神状态是临床上鉴别诊断的关键——颅内出血及颅内压增高的患者通常会有神志障碍或其他神经功能缺陷。该患者被诊断为脑动脉瘤破裂导致的大面积蛛网膜下腔出血。

144. **窦性心律，二度I型房室传导阻滞（Mobitz I型，文氏阻滞），心率 80 次 / 分**。这是一个缓慢进展的 Mobitz I 型心律，心电图上仅有一个未下传的 P 波。PP 间期保持恒定，PR 间期逐渐延长，在未下传的 P 波之前的一个 PR 间期延长比较明显。

145. **窦性心律，频发房性期前收缩（PAC），呈房性三联律，心率 82 次 / 分，RBBB**。心律的 QRS 波呈现为每三个一组。这种心律常被误诊为二度房室传导阻滞。然而，二度房室传导阻滞的 PP 间期应相对规律。在本例中，PP 间期并不固定，每组的第三个 P 波出现得更早，且形态略有不同，这些 PAC 后会出现一个短暂的间歇，然后才出现下一个 P-QRS 波。所谓的"心搏成组"，或规律出现的不规则节律，通常由二度房室传导阻滞或 PAC（如房性二联律、房性三联律等）引起。

146. **窦性心动过速，心率 105 次 / 分，急性前间壁梗死，LPFB**。V1~V4 导联 ST 段抬高提示 STEMI；下壁导联镜像性 ST 段压低。aVR 导联的 ST 段也抬高，部分文献报道可以预测 LAD 近段闭塞、左主干病变或三支血管病变。aVR 导联 ST 段抬高振幅 ≥ 1.5 mm 时提示预后较差，不及时干预死亡率可接近 75%。LPFB 是一种不常见的心电图表现，基于以下特征进行诊断：电轴右偏，III 导联中 qR 波，I 导联和 aVL 导联中 rS 波。QRS 电轴右偏的鉴别诊断包括 LPFB、侧壁心肌梗死、右心室肥大、急性（如肺栓塞）和慢性（如肺气肿）肺疾病、心室异位、WPW 综合征、高钾血症、钠通道阻滞药物（如三环类抗抑郁药）过量、导联接错和右位心。正常青年人或瘦长体型成人垂位心也可出现电轴右偏。新生儿和婴儿在发育为左心室优势前也可存在电轴右偏。

147. **窦性心律不齐，心率 75 次 / 分，QT 间期延长**。该心电图的主要问题是 QT 间期明显延长（QT 0.520 s，QTc 0.581 s）。QT 间期延长可能由以下因素引起：低钾血症、低镁血症、低钙血症、颅内压增高、钠通道阻滞药物（例如三环类抗抑郁药、奎宁等）、低体温，以及先天性长 QT 间期综合征。在本例中，是由于患者应用某种抗精神病药物过量导致的。这些药物及许多其他药物都与 QT 间期延长及尖端扭转型室性心动过速的发生相关。

148. **交界性（房室交界性）心律，阵发性多形性室性心动过速（PVT），尖端扭转型室性心动过速（TDP）**。与病例 147 为同一位患者。已经间断发作短阵 PVT。在每组 VT 发作之间有一个窄 QRS 波，前面有 P 波。II 导联和 III 导联中 P 波倒置，提示为异位起源 P 波；并且 PR 间期小于 0.12 s。这两个表现强烈提示 P 波来源于房室结（房室交界性心律伴逆行 P 波）。既往的 QT 间期延长使得这例 PVT 被称为 TDP。在获得这张心电图后不久，患者进展为持续性 TDP。他接受了电复律、静脉注射镁治疗，并接受了针对药物过量的治疗。

149. **窦性心动过速伴房室分离、三度房室传导阻滞，房室交界性（逸搏）心律，心率 41 次 / 分，LBBB，非特异性 T 波改变**。心房激动（窦性心率 130 次 / 分）和心室激动相互独立，表明存在房室分离。没有 P 波下传到心室，表明存在三度（完全性）房室传导阻滞。宽 QRS 波可能是室性心律，或是房室交界性心律伴 LBBB。心率 41 次 / 分可以出现在室性逸搏心律或房室交界性逸搏心律中。尽管鉴别诊断较为困难，但在此病例中，既往的心电图显示有相似的 LBBB 的 QRS 波形态。

150. **多源性房性心动过速（MAT），心率 124 次 / 分，左心室肥大，下壁和侧壁导联非特异性 T 波低平。** 对于节律不规则的窄 QRS 波心律，主要考虑的诊断包括心房颤动、心房扑动不等比下传和 MAT。鉴别诊断的关键在于仔细观察心房电活动。心房颤动通常缺乏明显的心房波；心房扑动则存在快速而规则的心房波；MAT 则会有至少 3 种不同形态的不规则的心房波，并且心房波和 QRS 波存在 1∶1 的关系（通常所有心房波都会下传）。PR 间期通常不固定，因为心房电活动来源于不同部位。这张心电图展示了 MAT 的所有特征。

151. **窦性心动过速伴房室分离和三度房室传导阻滞，室性逸搏心律，心率 25 次 / 分，前壁、侧壁心肌缺血性 T 波改变，下壁导联中非特异性 T 波低平。** 心电图符合三度房室传导阻滞（完全性房室传导阻滞）的标准：相互独立的心房和心室电活动（心房率为 100 次 / 分，心室率为 25 次 / 分），PR 间期不固定，且没有任何证据表明 P 波与 QRS 波有传导关系。少数情况下，在没有完全性房室传导阻滞时也可能出现房室分离，在这种情况下，心电图可能显示某些 P 波被传导到心室的迹象。

152. **心房扑动伴 2∶1 房室传导，心率 125 次 / 分，LBBB。** 规律的宽 QRS 波心动过速，提示需要考虑室性心动过速（VT）、室上性心动过速（SVT）伴传导异常以及窦性心动过速（ST）伴传导异常。还要考虑一种不太常见的情况——心房扑动伴传导异常。ST 和心房扑动都有清晰规律的心房波，而 VT 和 SVT 则不会在每个 QRS 波之前出现清晰规律的心房波。在本例中，V1 导联中清晰可见心房波，导致误诊为 ST。然而，可以注意到 V1 导联中的 T 波形状不规则，呈现"驼峰样"外观。如前所述，这种类型的 T 波改变提示低钾血症（T-U 融合波）或"隐藏"的 P 波。在本例中，T 波改变是由后者引起的；"驼峰的第一个峰"是隐藏的 P 波或扑动波。因此，心房率为 250 次 / 分。使用心电图卡尺有助于评估这些扑动波的规律性。

153. **心室逸搏心律（"室性自主节律"），心率 37 次 / 分，高尖 T 波符合高钾血症的表现。** 该患者的血钾为 10.2 mmol/L（正常为 3.5~5.3 mmol/L）。高钾血症与多种心电图变化有关，包括高尖 T 波、PR 间期延长以及 P 波平坦、QRS 波增宽、分支和束支传导阻滞、心室停搏和缓慢性心律失常，以及室性快速性心律失常。当 P 波平坦时，即使窦房结活动仍在继续，但心律为房室交界区逸搏心律或心室逸搏心律（如本例所见），称为"窦室传导"；窦室节律表现为显著增宽的 QRS 波和心动过缓。随着高钾血症的治疗，P 波会重新出现，需要注意的是，不同患者之间血钾水平与心电图变化的关系可能会有显著差异。

154. **窦性心动过速，心率 170 次 / 分**。这种窄 QRS 波的规则心动过速，主要考虑的诊断是窦性心动过速（ST）、室上性心动过速（SVT）和心房扑动。该心律可能容易被误诊为 SVT，但提示这是 ST 的线索在于 V3～V5 导联中的 T 波形态：不规律的形态，或"驼峰样"外观，表明 P 波隐藏其中。各导联中均未见扑动波的证据。该患者 ST 是由于宫外孕破裂导致的严重出血所致。

155. **窦性心律，心率 62 次 / 分，急性侧壁心肌梗死或室壁瘤**。前壁导联的 Q 波伴持续的 ST 段抬高提示 STEMI 伴持续的心肌损伤。然而，这种明显急性心肌梗死的异常表现在所有导联却均未见镜像性 ST 段压低。当然，缺乏对应导联的变化并不能排除 STEMI 的诊断（大约 1/3 的前壁 STEMI 病例中可能缺乏对应导联 ST 段压低），但至少需要考虑导致 ST 段抬高的其他诊断（例如室壁瘤、急性心包炎、早复极等），并且需要和以前的心电图进行比较。在本例中，侧壁导联出现宽大 Q 波和 ST 段弓背向上形态，表明急性心包炎和早复极的可能性较低。对比之前的心电图，显示类似的 Q 波和 ST 段变化。超声心动图证实存在室壁瘤，并且进一步检查未显示急性心肌缺血的证据。

156. **窦性心律，心率 82 次 / 分，低电压，广泛的非特异性 T 波低平**。此心电图最显著的发现是低电压，与之前的心电图相比这是新的变化。低电压通常定义为所有肢体导联中的 QRS 波振幅 <5 mm，或所有胸导联中的 QRS 波振幅 <10 mm。低电压的鉴别诊断包括黏液性水肿、大量心包积液、大量胸腔积液、终末期心肌病、严重慢性阻塞性肺疾病、严重肥胖、浸润性心肌疾病、缩窄性心包炎以及既往大面积心肌梗死。在本例中，患者的低电压是由黏液性水肿和左侧大量胸腔积液共同引起的。经过黏液性水肿治疗和胸腔穿刺术后，QRS 波的振幅有所增加。

157. **窦性心律伴房室分离，加速性房室交界性心律，心率 90 次 / 分，夺获搏动，下壁导联非特异性 T 波低平**。心房活动和心室活动独立发生，PR 间期不固定，即存在房室分离。窦房结的频率为 75 次 / 分。在这份心电图中，由于 P 波与 T 波大小相近，心房波形有时难以识别。然而，使用心电图卡尺更容易识别心房节律。注意到一些 P 波"隐藏"在 T 波中，导致这些 T 波的顶部呈"尖峰"状。QRS 波较窄，表明其来源于房室交界区。由于心房率快于房室交界区的正常心率（40～60 次 / 分），这种节律被称为"加速性"房室交界性节律。QRS 波节律不规则，因为第 8 个和第 14 个 QRS 波提前出现。这种心室的提前激动是由传导至心室的窦性 P 波引起的。这些称为"夺获"搏动，表明不存在三度（完全性）房室传导阻滞。注意，当存在完全性房室传导阻滞时，没有 P 波下传（即不应有夺获搏动），且 QRS 波应规律出现；因此，不规则的心室节律可以排除完全性房室传导阻滞。

158. **窦性心律，心率 60 次 / 分，左心室高电压，侧壁导联异常 Q 波提示肥厚型心肌病（HCM）**。HCM 通常伴有特征性心电图表现，包括宽大的 QRS 波、下壁和（或）侧壁导联中深而窄的 Q 波（类似于下壁和 / 或侧壁心肌梗死），以及 V1～V2 导联中的高大 R 波（类似于后壁心肌梗死或右心室肥大）。这些心电图异常是由室间隔肥厚引起的。深而窄的 Q 波可能是最具特异性的异常，往往被误诊为陈旧性心肌梗死。然而，心肌梗死相关的 Q 波往往更宽（≥0.04 s）。"左心室高电压"

（HLVV）一词通常用于 40 岁以下、QRS 波振幅较大的患者，而"左心室肥大"通常暗示存在异常情况。相反，许多青少年、年轻人和心脏完全健康的运动员在心电图上也表现出高振幅的 QRS 波。

159. **房扑伴 2∶1 房室传导，心率 150 次 / 分，左心室肥大（LVH）**。对于窄 QRS 波的规则心律，主要考虑窦性心动过速（ST）、室上性心动过速（SVT）和心房扑动。当心室率为（150±20）次 / 分时，应该首先考虑心房扑动，并仔细检查所有 12 个导联是否存在扑动波。在此病例中，与许多其他情况一样，传统的 II 导联心律并未提供最明显的答案。而 III 导联和 aVF 导联显示了心房电活动的证据，心率为 150 次 / 分，伴 2∶1 房室传导。当 V5 或 V6 导联中的 R 波幅度大于 26 mm 时，可诊断为 LVH。

160. **窦性心动过速伴房室分离和三度房室传导阻滞，交界性（房室交界区）逸搏心律伴不完全 RBBB，心率 40 次 / 分，ST 段压低提示侧壁缺血**。心电图显示房室分离的证据——独立的心房活动（心房率 110 次 / 分）和心室活动（心室率 40 次 / 分），PR 间期不断变化。没有任何 P 波传导至心室，因此诊断为三度房室传导阻滞。QRS 间期小于 0.12 s，因此不太可能是室性逸搏心律，而是诊断为房室交界性心律。QRS 波表现为 RBBB 的形态，但由于 QRS 间期小于 0.12 s，因此诊断为不完全 RBBB。不完全 RBBB 和完全 RBBB 常常会在 V1~V3 导联中引起轻度 ST 段压低，但 V4~V6 导联中的 ST 段压低必须首先考虑为心肌缺血，除非获得其他证据。

161. **窦性心律伴频发房性期前收缩（PAC），心率 89 次 / 分，低电压**。该心律最初被误诊为二度房室传导阻滞，因为心律中存在间歇性停搏。若诊断为二度房室传导阻滞，PP 间期应保持恒定。然而，在本例中，第 4、第 6 和第 13 个 QRS 波前的 P 波提前出现。每个 PAC 后都伴随一个停搏。低电压的诊断基于所有胸导联中的 QRS 波振幅小于 10 mm，而低电压的原因是肥胖。

162. **可能是窦性心动过速，心率 121 次 / 分，LBBB**。规律的宽 QRS 波心动过速鉴别诊断包括室性心动过速（VT）、窦性心动过速（ST）伴传导异常、室上性心动过速（SVT）伴传导异常，以及心房扑动伴传导异常。该患者最初被误诊为 VT，并按此进行了治疗。然而，仔细检查所有 12 导联后，可以在 V1 导联中发现微弱的 P 波，这些 P 波与 QRS 波存在 1∶1 的对应关系，因此最终诊断为房性心动过速。另一个提示不是 VT 的线索是心率：VT 的心率一般至少 130 次 / 分。为了确定这是 ST（而不是异位房性心动过速），必须在 I、II 和 aVF 导联中识别出直立的 P 波，并且在 aVR 导联中 P 波应为倒置。由于这一点不确定，因此我们只能推测这是 ST，但不能完全确定。

163. **窦性心动过速 (ST)，心率 159 次 / 分，电轴右偏和 QT 间期延长，提示三环类抗抑郁药物过量**。三环类抗抑郁药物过量会导致特征性心电图改变，所有急诊医生都应能够识别这些改变：ST、电轴右偏、aVR 导联中高大的 R 波、QT 和（或）QTc 间期延长，以及 QRS 间期增宽。该心电图展示了除 QRS 间期增宽以外的所有特征。静脉注射碳酸氢钠后，所有心电图异常均消失。该患者后来承认服用了过量的阿米替林，这是一种三环类抗抑郁药。

病例 163 配图

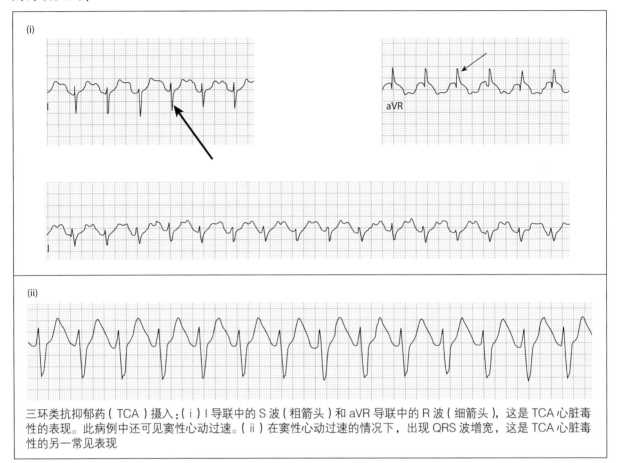

三环类抗抑郁药（TCA）摄入：（ⅰ）Ⅰ导联中的 S 波（粗箭头）和 aVR 导联中的 R 波（细箭头），这是 TCA 心脏毒性的表现。此病例中还可见窦性心动过速。（ⅱ）在窦性心动过速的情况下，出现 QRS 波增宽，这是 TCA 心脏毒性的另一常见表现

164. **窦性心动过速，心率 134 次 / 分，考虑为下壁心肌梗死，T 波异常提示下壁和前壁缺血。** 下壁导联中的 Q 波与 T 波倒置同时出现，提示近期心肌梗死或陈旧性心肌梗死伴新发缺血。对比之前的心电图，Q 波是陈旧性的，但 T 波倒置是新发的。下壁和前间壁导联中同时出现 T 波倒置强烈提示肺动脉高压。如果这些 T 波倒置是新发的，应考虑肺栓塞，这是急性肺动脉高压的主要原因。在本例中，患者接受了急性心肌缺血的治疗，但 T 波异常未得到缓解。随后进行了急诊冠状动脉造影，结果显示没有急性冠状动脉阻塞的证据。最后，考虑到肺栓塞，患者接受了肺动脉 CTA 检查，结果显示有多处大块肺栓塞伴右心负荷增加。

165. **窦性心律，心率 67 次 / 分，左心室高电压，QT 间期延长，U 波提示低钾血症。** QT 间期为 0.548 s，QTc 为 0.579 s。一些导联中的 T 波呈现"驼峰样"外观。QT 间期延长与 T 波形态异常同时出现是由于 T 波与 U 波融合所致，这是低钾血症的典型表现。该患者的血钾为 3.0 mmol/L（正常为 3.5~5.3 mmol/L）。U 波在胸导联中最为明显。肢体导联往往无法显示 U 波，而是仅表现为 QTc 延长。

166. **心房颤动伴房室分离及三度房室传导阻滞，交界性（房室交界区）逸搏心律，心率49次/分，洋地黄效应，可能为洋地黄中毒。** 该心电图具有许多特征，综合考虑，几乎可以确诊为洋地黄中毒。基础的房性心律是心房颤动，在几个导联中可以看到细小、低振幅的颤动波。患者的慢性心房颤动病史也支持这一点。心房颤动通常心室律绝对不齐，因为房性冲动随机传导到心室。然而，在此病例中，心室律是规则的，这只能在颤动波完全被阻断而无法传导到心室的情况下出现（三度房室传导阻滞，因洋地黄中毒所致），由房室交界区或心室的某一部位成为新的起搏点。心律为窄QRS波型（由于R波的降支顿挫与T波融为一体，QRS间期可能难以测量，但在本病例中，测量QRS间期的最佳导联是V4或V5导联）。窄QRS波和心率（49次/分）提示房室交界区逸搏心律。R波降支顿挫与T波融为一体呈现出"曲棍球棒"外观（有些人将其称为"Salvadore Dali moustache'胡须'外观"）。这种形态通常与使用洋地黄有关，被称为"洋地黄效应"。一般来说，当心房颤动与缓慢而规则的心室活动同时出现时，应强烈怀疑洋地黄中毒。该患者的血清洋地黄为5.1 ng/ml（正常为0.5~2.2 ng/ml）。

病例166配图

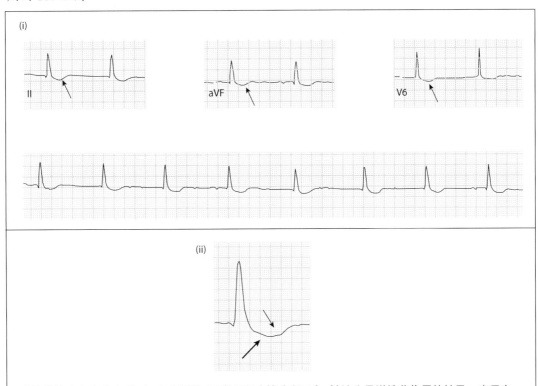

洋地黄效应与中毒表现：(ⅰ)广泛的ST段压低（箭头所示），被认为是洋地黄作用的结果，表示心脏"洋地黄化"已达充分水平，但并不一定意味着中毒。此处唯一提示洋地黄中毒的证据是缓慢性心律失常（交界性心律）伴三度房室传导阻滞（在12导联心电图上可见）。(ⅱ)ST段压低被认为是洋地黄作用引起的非中毒性心电图表现。ST段压低的形态具有洋地黄效应的典型特征。在此例中，ST段呈下斜型压低（粗箭头所示），ST段压低逐渐加深，随后ST段迅速恢复至基线水平（细箭头所示）

167. **窦性心动过速，心率 123 次 / 分，低电压，电交替，诊断为大量心包积液。**心电图显示了几乎可以诊断大量心包积液的三联征：心动过速、低电压和电交替。低电压与大量心包积液、黏液性水肿、大量胸腔积液、终末期心肌病、严重的慢性阻塞性肺疾病、严重肥胖、浸润性心肌疾病和缩窄性心包炎有关。新出现的低电压，尤其是在心动过速的情况下，强烈提示存在大量心包积液。电交替定义为 QRS 波振幅在每次心跳之间变化，这并非心包积液的特异性表现。然而，在低电压的背景下出现电交替高度提示大量心包积液。电交替被认为是由心脏在充满液体的心包腔内摆动所引起的。这位患者确诊为大量心包积液伴心包压塞。

168. **窦性心律伴频发的房室交界区期前收缩（PJCs），呈现房室交界三联律模式，心率 79 次 / 分，QT 间期延长。**心电图节律显示"成组搏动"：QRS 波以三个一组的规律出现，之间有短暂的间歇。成组搏动应鉴别二度房室传导阻滞与期前收缩。二度房室传导阻滞的特点是 PP 间期规则，而期前收缩则是在周期中提前出现。在这份心电图中，倒置的 P 波在 QRS 波之前提前出现。这些 P–QRS 波的 PR 间期小于 0.12 s，表明这些期前收缩源自房室交界区而不是心房。QT 间期延长是由于轻度低镁血症，补镁后，QT 间期延长和 PJCs 均得到缓解。

169. **窦性心律伴有房室分离，交界性（房室交界区）节律，偶见夺获搏动，心率 42 次 / 分，T 波异常提示下壁心肌缺血。**基础的心房节律是窦性心律不齐，心房率为 68 次 / 分。PP 间期大多是恒定的（轻微的不规则是由于窦性心律不齐引起的），PR 间期是可变的，且有证据显示部分 P 波未传导，这些都表明存在房室分离。第 1 个、第 3 个、第 4 个、第 6 个和第 7 个 QRS 波代表交界性节律 —— QRS 波窄且心率为 40 次 / 分。然而，基础节律被 2 个提前出现的窄 QRS 波（第 2 个和第 5 个搏动）打断，这两个 QRS 波均由 P 波提前诱发。这些 QRS 波很可能是由于前面的 P 波诱发心室激动，或者称为"夺获搏动"。由于这些心房冲动被传导，因此不是三度（完全性）房室传导阻滞，而是房室分离但不伴有三度房室传导阻滞。当存在房室分离且逸搏节律被提前的窄 QRS 波打断时，应考虑可能是夺获搏动（因此不存在三度房室传导阻滞）。

170. **加速性室性自主心律（AIVR），心率 90 次 / 分。**正常的窦性 P 波缺失。事实上，在多个导联中可以看到逆行 P 波。窦性 P 波的缺失以及宽 QRS 波节律伴电轴右偏，支持室性节律的诊断。心率在 40~120 次 / 分之间的室性节律被称为"加速性室性节律"或"加速性室性自主心律"（accelerated idioventricular rhythm，AIVR）。AIVR 是一种发生在接受溶栓治疗的急性心肌梗死患者中的常见心律，被认为是再灌注的标志，尽管它并不总是表示完全再灌注。AIVR 通常在几秒钟到几分钟内自行终止。用抗心律失常药物治疗可能会诱发心脏停搏。

171. **心房颤动伴慢心室率或交界性（房室交界性）心动过缓，心率 20 次 / 分，T 波高尖提示高钾血症。**在很多导联可以看到 T 波高耸。在急性心肌缺血、高钾血症、急性心包炎、左心室肥大、早复极、束支传导阻滞和预激综合征时均可见 T 波高耸。如本例所示，高钾血症的 T 波通常是窄基底，而在上述其他情况下，T 波通常是宽基底的。高钾血症可能与缓慢性心律失常相关，包括缓慢的窦性、房室交界性或室性节律。也可能出现长时间的停搏，如图中所示。该例患者因严重脱水和脓毒症而出现急性肾衰竭。血钾为 7.4 mmol/L（正常为 3.5~5.3 mmol/L）。她接受静脉钙剂、碳酸氢钠和胰岛素治疗，并迅速恢复窦性心律。在极度心动过缓和无 P 波的患者中，应该考虑高钾血症。

172. **窦性心动过速，心率 124 次 / 分，急性下壁、右室心肌梗死。**下壁导联 Q 波和 ST 段抬高提示 STEMI。根据同时存在 V1 导联 ST 段抬高和 V2 导联 ST 段压低，诊断右室心肌梗死。右室心肌梗死通过右室导联和超声心动图确诊。在侧壁导联中可以观察到镜像性 ST 段压低。

173. **心房扑动伴 2：1 房室传导，心率 130 次 / 分。**虽然没有典型的"锯齿"波，但心房扑动的诊断是基于心房波在下壁导联中以 260 次 / 分的频率出现。有趣的是，由于下壁导联貌似出现 ST 段抬高，心电图机误将心律解释为窦性心动过速伴急性下壁心肌梗死。ST 段抬高只是心房波与 QRS 波的末端部分融合，在 J 点产生向上偏斜的结果。

174. **窦性心律，心率 66 次 / 分，aVL 导联 T 波异常提示下壁心肌缺血早期改变。**在急性下壁心肌梗死中，aVL 导联可能是最常见的出现对应改变的导联。相应的异常包括 T 波倒置和（或）ST 段压低。这些异常实际上可以先于下壁导联出现的缺血表现[5]。因此，在出现心脏缺血症状的患者中，不应忽视孤立的 aVL 导联 T 波倒置和（或）ST 段压低。谨慎的做法是观察这些患者并动态监测心电图以监测下壁导联 ST 段和 T 波异常的演变。

175. **窦性心动过缓，心率 55 次 / 分，急性下壁心肌梗死，可疑右室受累（右室心肌梗死）。**这是病例 174 患者大约 2 小时后记录的心电图。急性下壁心肌梗死表现为 ST 段抬高。在 I 和 aVL 导联中可观察到镜像性 ST 段压低和 T 波倒置，这是急性下壁心肌梗死的典型表现。与病例 174 心电图中发现的异常相比，aVL 导联中发现了更多明显的异常。后壁受累的考虑是基于导联 V2~V3 中相对较高的 R 波，但与最初的病例 174 的心电图相比，这些并不是新发的。需要注意的是，III 导联的 ST 抬高明显高于 II 导联。大多数下壁心肌梗死病例 III 导联的 ST 段抬高确实大于 II 导联，但当差异明显时，应考虑右心室可能受累。

176. **窦性心动过速，心率 114 次 / 分，急性心包炎伴大量心包积液。**这份心电图最初被误诊为急性下壁心肌梗死。然而，有一些线索提示其他诊断。

- 下壁导联 ST 段抬高与轻度 PR 段压低有关，这一发现更可能提示急性心包炎。
- aVR 导联出现轻微的 PR 段抬高，提示急性心包炎（虽然不是特异性的）。
- QRS 波低电压（尽管不符合诊断的正式标准）。
- ECG 的某些区域存在电交替，包括 V1 导联。
- 未见在急性心肌梗死中常见的镜像性 ST 段压低。该患者因疑似心脏缺血而静脉注射抗凝剂；导致心包压塞。患者需要立即逆转抗凝治疗和紧急心包切开术，幸运的是术后恢复良好。

177. 明显的窦性心动过缓伴频发室性期前收缩（PVC），呈室性二联律，心率 56 次 / 分。急性缺血性或出血性卒中与许多心电图异常有关，包括异位心室搏动、快速或缓慢心律失常、房室传导阻滞、ST 段抬高或压低、QT 间期延长和宽大倒置 T 波。心电图异常通常是短暂的，持续数分钟至数小时。对于这些异常，已经提出了各种理论，尽管尚未发现单一原因。尤其是引起颅内压升高的中枢神经系统事件可能产生这些异常。

178. 窦性心律伴有间歇性非持续性室性心动过速（VT）（心率 150 次 / 分）。第一个 QRS 波窄，在 I 和 II 导联中出现直立 P 波，表明潜在的窦性心律。然后节律变为 VT（在一些 T 波中发现 P 波，表明存在房室分离）；8 次 VT 心搏后，出现 2 次窦性心搏，随后开始另一次 VT。VT 定义为室性搏动≥3 次，频率 >120 次 / 分。如果心律持续≤30 s，一般称为非持续性室速；如果心律持续 >30 s，则称为持续性室速。

179. 窦性心动过速伴频发的交界性期前收缩（PJCs），呈交界性三联律，心率 110 次 / 分。三联律成组出现。成组心律始终提示考虑二度房室传导阻滞或期前收缩。每个三联律中的第 3 个 QRS 波之前都有一个提早出现的 P 波，其形态不同，排除了二度房室传导阻滞，支持期前收缩。由于 PR 间期 <0.12 s，期前收缩可能来自房室交界，而不是异位心房。该患者的实验室检查显示轻度低钾血症和低镁血症。通过补充钾和镁，期前收缩问题得到了解决。

180. 多源性房性心动过速（MAT），心率 115 次 / 分，RBBB。任何不规律的宽 QRS 波心动过速主要考虑包括心房颤动伴传导异常（例如束支传导阻滞）、心房扑动不等比下传伴传导异常、MAT 伴传导异常、心房颤动伴 WPW 综合征和多形性室性心动过速。P 波不规则地出现，并且具有各种形态，QRS 波没有非传导搏动的证据。这些发现是 MAT 的典型表现。存在 RBBB 解释了宽 QRS 波。

181. 心房颤动可能，心率 90 次 / 分，非特异性室内传导延迟。心律不规则，QRS 波明显增宽，形态奇异。具有奇异形态的宽 QRS 波心动过速提示心房颤动伴 WPW 综合征。然而，当节律较慢时，应强烈考虑高钾血症。明显宽且形状异常的 QRS 波是严重高钾血症的典型表现，提示正弦波的前奏或停搏前状态。高钾血症还可导致各种其他心电图异常，包括室性快速性心律失常和缓慢性心律失常、电轴改变（尤其是电轴右偏）和 aVR 导联 ST 段抬高。该患者出现了新发的肾衰竭，可能是由糖尿病和最近长期使用非甾体抗炎药引起的。她的血钾为 8.3mmol/L（正常为 3.5~5.3 mmol/L）。治疗后，宽 QRS 波、节律不规则、电轴右偏和 aVR 导联的 ST 段抬高均恢复正常。

182. 窦性心律，心率 70 次 / 分，不完全 RBBB，右胸导联 ST 段抬高，符合 Brugada 综合征。如病例 111 和病例 131 中所述，Brugada 综合征的特征是右胸导联 ST 段抬高的不完全或完全 RBBB。这种情况有发展为室性心动过速，尤其是多形性室性心动过速（PVT）的倾向。基于心电图拟诊为 Brugada 综合征的患者应参考电生理检查以明确诊断，如果为阳性，则应植入 ICD。该患者的心电图诊断是回顾性的——患者从急诊科出院几个小时后发生意识丧失。医生发现她为无脉性 PVT。心肺复苏没有成功。她的心电图后来被确认为 Brugada 综合征，但为时已晚。

183. **窦性心动过缓，心率 46 次 / 分，左心室肥大，J 波提示体温过低。** 该患者患有脓毒症并伴有急性肾上腺功能不全、低血糖和低体温。他的直肠温度为 30.9℃（87.6℉）。J 波（"Osborne 波"）在侧壁胸前导联中可见，并产生 ST 段抬高的表现。窦性心动过缓在轻度至中度低温中也很常见。低温的其他典型心电图表现包括缓慢的交界性节律、心房颤动伴慢心室率、所有间期延长和震颤伪差。心电图低温三联征包括 J 波、心动过缓和运动伪差。

184. **窦性心动过缓伴有频发的室性期前收缩（PVC），表现为室性二联律，心率为 90 次 / 分，T 波异常提示下壁、前壁心肌缺血。** 窦性心率为 45 次 / 分。存在室性二联律。密切关注与正常 QRS 波相关的 T 波，可以发现下壁导联和前壁导联的 T 波倒置。这些 T 波倒置在患者接受硝酸甘油治疗后消失。后来进行的负荷试验表明存在心脏缺血。有趣的是，在 II 导联中，PVC 更难诊断，几乎类似于 T 波。这凸显了在决定心律诊断之前，始终评估所有 12 条导联的重要性。

185. **窦性心律伴房室分离，交界性（房室交界性）节律，心室率 47 次 / 分，偶见夺获搏动，RBBB，T 波异常提示侧壁心肌缺血。** 窦性心率为 68 次 / 分，但心室率要慢得多，表明存在房室传导阻滞。PR 间期随机变化，表明房室分离。然而，心室节律不规则，因此可以排除三度房室传导阻滞。仔细观察，可以发现有两种不同的 QRS 波形态：第 2 个和第 7 个 QRS 波的形态与其他 QRS 波不同。第 3~6 个 QRS 波规律出现，频率为 40 次 / 分，并表现出 RBBB 形态。这表明与心房搏动分离的房室交界性心律（伴有 RBBB）。然而，第 2 个和第 7 个波似乎打断了原本规律的节律提早到达；表明前面的 P 波产生了"夺获"。

186. **窦性心律，心率 69 次 / 分，左心室高电压，侧壁导联 Q 波异常，提示肥厚型心肌病（HCM）。** QRS 波振幅增高是 HCM 的典型表现，侧壁导联中的深窄 Q 波也是如此。在这种情况下，异常 Q 波在 I 和 aVL 导联中最为明显。HCM 的 Q 波往往比心肌梗死 Q 波窄，心肌梗死 Q 波的宽度通常 ≥ 0.04s。该患者因另两次劳力性晕厥还接受了两次门诊评估。在这两次就诊期间，都进行了心电图检查，并显示了类似的结果。然而，直到他本次就诊，心电图异常才被诊断出来。

187. **窦性心律伴二度房室传导阻滞和 2 : 1 房室传导，心率 46 次 / 分，急性下壁心肌梗死。** 在下壁导联中很容易发现 92 次 / 分的规律 P 波。P 波与 QRS 波的比例为 2 : 1，PR 间期保持恒定，符合二度房室传导阻滞。当二度房室传导阻滞发生 2 : 1 房室传导时，无法确定 Mobitz I 与 Mobitz II 的诊断。为了区分 Mobitz I 型和 Mobitz II 型，在非传导 P 波之前必须至少有 2 个连续的传导 P 波；由此确定 PR 间期是延长（Mobitz I 型）还是保持恒定（Mobitz II 型）。因此，按照惯例，Mobitz

（或 Wenckebach）术语被搁置，这种节律被简单地称为"二度房室传导阻滞 2∶1 传导"。当不确定 2∶1 传导模式时，始终假设更严重的心律失常可能性，即 Mobitz Ⅱ 型房室传导阻滞。下壁导联存在 ST 段抬高伴 Q 波，与 STEMI 一致。在 I、aVL 和 V2~V4 导联中发现了镜像性 ST 段压低。低血压表明右心室受累，尽管心电图本身没有确证性发现。

188. **窦性心动过缓伴一度房室传导阻滞，偶发房性期前收缩未下传（PAC），心率 45 次 / 分，陈旧性下壁心肌梗死，低电压。** 最初被误诊为 Mobitz Ⅱ 型房室传导阻滞，因为心电图存在未下传的 P 波，并且下传的 P 波 PR 间期恒定。然而，当未下传的 P 波为提前出现时，不应诊断为二度房室传导阻滞。换句话说，与前面的示例（病例 187）不同，P 波不是有规律地出现的。未下传的 P 波只是一种 PAC，它在周期中提前到达（在心室"重置"之前），导致心室无法去极化。当这种情况发生时，在 PAC 之后，在 P-QRS-T 循环恢复之前会有一个长间歇。未下传的 PAC 或"阻滞的 PAC"通常会导致误诊为 Mobitz Ⅱ 型房室传导阻滞。这种误诊可能会导致不必要的起搏器植入。另外，PAC 未下传通常是良性的，可能只是由轻度电解质异常引起的（如本例）。在诊断二度房室传导阻滞之前，重要的是要确认 PP 间期完全恒定。该患者有严重的一度房室传导阻滞和心动过缓，这是由于钙通道阻滞剂过量造成的。

189. **窦性心律，心率 75 次 / 分，T 波异常提示前间壁心肌缺血。** 尽管心肌缺血是 T 波倒置的常见原因，但许多其他疾病也与这种异常有关，如持续性幼稚型 T 波、左心室肥大、急性心肌炎、WPW 综合征、脑血管意外、束支传导阻滞、晚期心包炎和急性肺栓塞。右胸导联的 T 波倒置在肺栓塞中尤其常见，敏感性高达 50%。在这种情况下，医生开始治疗急性心肌缺血。然而，使用硝酸甘油或肝素后，T 波倒置和胸痛均未缓解。此时，进行了肺动脉 CTA 后，发现了 3 个肺动脉血栓。尽管在正式解释中提供了"考虑前间壁缺血"的诊断，但当心电图显示右胸导联出现新的 T 波倒置时，应考虑急性肺栓塞。

190. **房性心动过速（AT）伴不等比房室传导阻滞，心率 72 次 / 分，陈旧性侧壁心肌梗死，非特异性室内传导延迟，心律提示地高辛中毒。** V1 导联心房电活动最为明显，心房率为 200 次 / 分。AT 伴不等比房室传导阻滞（"阵发性房性心动过速伴阻滞"）对地高辛中毒具有高度特异性。该病例的血清地高辛为 4.7 ng/ml（正常为 0.5~2.2 ng/ml）。QRS 波稍宽，但不具备 QRS 波增宽的其他原因的定义标准，如束支传导阻滞、起搏心律、心室搏动、WPW 综合征、高钾血症等。因此，诊断为"非特异性室内传导延迟"。

191. **窦性心律，心率 82 次 / 分，右心房扩大，非特异性下壁导联 T 波低平，胸导联 T 波失衡。** 正常心电图中，V1 导联的 T 波通常是倒置的、低平的或小而直立的。V2 导联的 T 波通常是直立的，并在其他胸导联中 T 波波幅逐渐递增。然而，在这个病例中，V1 导联中的 T 波不仅直立，而且波幅比后面导联中的 T 波更大。Marriott 将这种异常称为"T 波失衡"[5]。Marriott 等[6,7]建议，当 V1 导联中的 T 波比 V6 导联中的 T 波更大（并且直立）时，提示存在潜在的心脏疾病。该患者确实存在左前降支 90% 狭窄的阻塞性病变。

192. 窦性心律，心率 64 次 / 分，右心房扩大，T 波倒置提示急性前壁、下壁急性缺血。这份心电图是病例 191 同一患者症状发作 12 小时后获得的。心电图显示 Wellens 征——即胸导联的 T 波双相改变。Wellens 征是左前降支近端病变的高度特异性标志。即使在没有胸痛的情况下，这种 T 波异常也经常出现。该患者进行了急诊冠状动脉造影，显示左前降支近端 90% 狭窄。经过经皮冠状动脉介入治疗后，T 波异常消失。

193. 窦性心律，心率 74 次 / 分，陈旧性下壁心肌梗死，急性前壁心肌梗死或室壁瘤，低电压。前壁导联中 Q 波伴持续的 ST 段抬高最有可能是由于近期心肌梗死和持续的心肌缺血。然而，其他导联中缺乏相应的 ST 段压低应提示可能诊断为室壁瘤。此时应与既往心电图进行比较，以确定 Q 波和 ST 段抬高是新发的还是陈旧的。在这个病例中，与既往心电图相比无明显变化。超声心动图显示左心室大面积室壁瘤存在。低电压是由于之前的大面积心肌梗死所致。注意，Q 波可以在急性心肌梗死后几小时内开始出现，但如本例中所见大而深的 Q 波很可能是至少 6~8 小时前发生的心肌梗死的结果。

194. 交界性（房室交界性）心律，偶见房室交界性早搏（PJCs），呈现交界性三联律，心率 40 次 / 分，T 波高尖提示高钾血症。心电图可见节律不规则。QRS 波较窄，呈现三联律。每组前两个 QRS 波的频率为 46 次 / 分，没有 P 波，提示房室交界性心律。每组第三个 QRS 波提前出现，也没有 P 波，提示为 PJCs。三联律间可见长间歇。长间歇、缺乏 P 波以及 T 波高尖均提示高钾血症。该患者的血钾为 7.9 mmol/L（正常为 3.5~5.3 mmol/L）。在出现异常的缓慢心律失常和长间歇的患者中，始终应考虑高钾血症的可能性。

195. 窦性心动过速，心率 105 次 / 分，低电压。低电压定义为所有肢体导联的 QRS 波幅＜5 mm 或所有胸导联的 QRS 波幅＜10 mm。低电压的鉴别诊断包括黏液性水肿、大量心包积液、大量胸腔积液、终末期心肌病、严重慢性阻塞性肺疾病、严重肥胖、浸润性心肌疾病和缩窄性心包炎。低电压和心动过速的组合应及早考虑大量心包积液的可能性。此病例患者接受了紧急超声心动图检查，显示大量心包积液和心脏压塞。从心包积液和血液中培养出细菌。尽管进行了心包切开术和静脉抗生素治疗，患者最终仍因败血症死亡。

196. 窦性心律，心率 85 次 / 分，LBBB，ST 段异常符合急性冠状动脉闭塞。V3 导联的 ST 段压低符合急性心肌梗死的 Sgarbossa 标准 [8]（另见病例 95）。胸导联中 ST 段压低在 LBBB 中不常见，提示急性心肌缺血或心肌损伤。该患者的心肌生物标志物升高，急诊冠状动脉造影示左前降支闭塞。Sgarbossa 标准和改良 Sgarbossa 标准已被纳入紧急再灌注治疗的国际指南 [9,10]。任何一个导联改变符合三条标准中的任意一条，即可作为进行急诊再灌注治疗的依据。

197. 交界性（房室交界性）心律，心率 50 次 / 分，左心室肥大（LVH），弥漫性非特异性 T 波低平。没有窦房结或其他心房活动的依据，因此排除了房性心律。QRS 波窄，提示为房室交界性心律而非心室节律。心率 50 次 / 分也符合房室交界性心律的典型特征。该患者在常规服用钙通道阻滞剂的同时，

医生也开具了 β 受体阻滞剂。她的头晕症状是在开始服用第二种药物后的第二天出现的。

198. **心房扑动伴不等比房室传导，心率 80 次 / 分，V1 和 V2 导联电极位置颠倒。** 由于心律不规则，该患者最初被误诊为心房颤动。心电图未见明显的规律心房电活动。然而，Ⅲ 导联可见典型的扑动波。值得注意的是同时存在胸导联 T 波失衡（即 V1 导联的 T 波相对于其他胸导联异常增大）和 R 波递增不良。这两种异常都是由于 V1 和 V2 导联电极位置颠倒所致。在正确的 V1 导联中可见扑动波。

199. **窦性心律伴频发房性期前收缩（PAC），呈房性二联律，偶见室性期前收缩（PVC），心率 88 次 / 分。** 存在成对的搏动（成对出现）。如前所述，成对搏动应始终考虑二度房室传导阻滞或期前收缩。在二度房室传导阻滞中，心房节律是规律的（PP 间期恒定）。然而，在本例中，P 波（在 V1 导联中最明显）是不规律的。每对心搏中的第二个心搏是 PAC。

200. **窦性心动过速，心率 108 次 / 分，QT 间期延长，ST 段和 T 波异常符合弥漫性心肌缺血或颅内出血。** QT 间期延长伴倒置宽大 T 波的组合应立即考虑颅内压升高。虽然急性心肌缺血偶尔也会产生倒置宽大的 T 波，但这些患者的神志应是正常的。与颅内压升高相关的 T 波异常的确切原因尚不明确。一种理论认为，颅内压升高导致迷走神经张力增加，进而产生复极异常。另一种理论认为，大量儿茶酚胺释放，导致严重的冠状动脉痉挛和缺血。急性脑血管事件还与心动过速、心动过缓、房室传导阻滞和 ST 段变化（抬高或压低）有关。此病例中的患者因肿瘤脑转移发生大面积颅内出血。

参考文献

1. Brugada P, Brugada J. Right bundle branch block, persistent ST-segment elevation and sudden cardiac death: A distinct clinical and electrocardiographic syndrome. *J Am Coll Cardiol* 1992;**20**:1391–6.
2. Brugada P, Brugada R, Brugada J. The Brugada syndrome. *Curr Cardiol Rep* 2000;**2**:507–14.
3. Yamaji H, Iwasaki K, Kusachi S et al. Prediction of acute left main coronary artery obstruction by 12-lead electrocardiography. *J Am Coll Cardiol* 2001;**38**:1348–54.
4. Zema, MJ. Electrocardiographic tall R waves in the right precordial leads. *J Electrocardiol* 1990;**23**:147–56.
5. Marriott HJ. *Emergency Electrocardiography*. Naples, FL: Trinity Press, 1997, pp. 28–36.
6. Barthwal SP, Agarwal R, Sarkari NB et al. Diagnostic significance of T I < T III and TV1 > TV6 signs in ischaemic heart disease. *J Assoc Phys India* 1993;**41**:26–7.
7. Manno BV, Hakki AH, Iskandrian AS, Hare T. Significance of the upright T wave in precordial lead V1 in adults with coronary artery disease. *J Am Coll Cardiol* 1983;**1**:1213–15.
8. Sgarbossa EB, Pinski SL, Barbagelata A et al. Electrocardiographic diagnosis of evolving acute myocardial infarction in the presence of left bundle-branch block, GUSTO-1 (Global Utilization of Streptokinase and Tissue Plasminogen Activator for Occluded Coronary Arteries) Investigators. *N Engl J Med* 1996;**334**:481–7.
9. Kontos MC, de Lemos JA, Deitelzweig ST, et al. 2022 ACC expert consensus decision pathway on the evaluation and disposition of acute chest pain in the emergency department. A report of the American College of Cardiology Solution Set Oversight Committee. *J Amer Coll Cardiol* 2022;**80**:1925–60.
10. Ibanez B, James S, Agewall S, et al. 2017 ESC Guidelines for the management of acute myocardial infarction in patients presenting with ST-segment elevation. The Task Force for the management of acute myocardial infarction in patients presenting with ST-segment elevation of the European Society of Cardiology (ESC). *Eur Heart J* 2018;**39**:119–77.

附录 1　常用鉴别诊断

广泛导联 ST 段抬高

大面积心肌受累的急性心肌损伤，急性心包炎，早复极，室壁瘤，冠状动脉痉挛。

QRS 波增宽

低体温，高钾血症，预激综合征，室内传导异常（如束支传导阻滞），室性异位搏动，起搏心律，药物（众多药物均可引起，尤其是钠通道阻滞剂）。

QT（QTc）间期延长

低钾血症 *，低镁血症，低钙血症，急性心肌梗死，颅内压增高，阻滞钠通道的药物（如三环类抗抑郁药、奎尼丁等），低体温，导致 QT 间期延长的先天性疾病。

*QT 间期延长需鉴别低钾血症，但低钾血症实际上并不延长 QT 间期，而是由于 T 波和 U 波融合（"T–U 融合波"）导致 QT 间期假性延长。仍然将低钾血症列入该鉴别诊断主要是因为低钾血症增加了尖端扭转型室性心动过速风险。

电轴左偏

左前分支传导阻滞，左束支传导阻滞，下壁心肌梗死，左心室肥大，室性异位搏动，起搏心律，预激综合征。也可能为正常变异，尤其是老年人。

低电压

黏液性水肿，大量心包积液，大量胸腔积液，严重 / 终末期心肌病，严重慢性阻塞性肺疾病，重度肥胖，浸润性心就病，缩窄性心包炎。

R 波递增不良：8 个 "L"

导联位置错误（Lead misplacement），左前降支（Left anterior descending artery）病变导致的心肌梗死（如陈旧性前间壁心肌梗死），左心室肥大（Left ventricular hypertrophy），完全性或不完全性左束支传导阻滞（Left bundle branch block），低电压（low voltage），肺疾病（Lung disease）（如慢性阻塞性肺疾病），高龄（Long life）（如可能为老年人的正常变异）。

V1 导联 R 波增高

预激综合征，后壁心肌梗死（新发或陈旧性），右束支传导阻滞（完全或不完全性），室性异位搏动，起搏心律，右心室心肌肥厚（右心室张力增加，如大面积肺栓塞），右位心，钠通道疾病（如三环类抗抑郁药过量、Brugada 综合征），胸导联电极错误。V1 导联 R 波增高（定义为 R : S ≥ 1）仅在极少数病例中为正常变异。

T 波增高

急性心肌梗死，高钾血症，急性心包炎，左心室肥大，良性早复极，束支传导阻滞，预激综合征，在合并左心室高电压（QRS 波电压增高）的青年人中 T 波增高也非常常见。

电轴右偏

左后分支传导阻滞，侧壁心肌梗死，右心室肥大，急性（如肺栓塞）和慢性（如肺气肿）肺疾病，室性异位搏动，高钾血症，钠通道阻滞药物（如三环类抗抑郁药）中毒，预激综合征，导联位置错误，右位心。正常青年人或瘦长体型成人垂位心也可出现电轴右偏。新生儿和婴儿在发育为左心室优势前也可存在。

V1 导联 ST 段抬高

左心室肥大，左束支传导阻滞，急性前间壁心肌梗死，急性右室心肌梗死，Brugada 综合征，肺栓塞，高钾血症。

心动过速

窄 QRS 波规则心动过速：窦性心动过速，室上性心动过速，心房扑动。

窄 QRS 波不规则心动过速：心房颤动，心房扑动不等比下传，多源性房性心动过速。

宽 QRS 波匀规则动过速：室性心动过速，窦性心动过速伴差异性室内传导，室上性心动过速伴差异性室内传导（如束支传导阻滞、心室预激），心房扑动伴差异性室内传导。

宽 QRS 波不规则心动过速：心房颤动伴差异性室内传导（如束支传导阻滞、心室预激），心房扑动不等比下传伴差异性室内传导，多源性房性心动过速伴差异性室内传导，多形性室性心动过速。

附录 2　常用缩略语

ACO　　acute coronary occlusion　急性冠状动脉闭塞

AIVR　　accelerated idioventricular rhythm　加速性室性自主心律

AMI　　acute myocardial infarction　急性心肌梗死

BBB　　bundle branch block　束支传导阻滞

ER　　early repolarization　早复极

HCM　　hypertrophic cardiomyopathy　肥厚型心肌病

HLVV　　high left ventricular voltage　左心室高电压

LAD　　left anterior descending artery　左前降支

LAE　　left atrial enlargement　左心房扩大

LAFB　　left anterior fascicular block　左前分支传导阻滞

LBBB　　left bundle branch block　左束支传导阻滞

LPFB　　left posterior fascicular block　左后分支传导阻滞

LVA　　left ventricular aneurysm　左心室室壁瘤

LVH　　left ventricular hypertrophy　左心室肥大

MAT　　multifocal atrial tachycardia　多源性房性心动过速

MI　　myocardial infarction　心肌梗死

PAC　　premature atrial contraction　房性期前收缩

PAT　　paroxysmal atrial tachycardia　阵发性房性心动过速

PMI　　posterior myocardial infarction　后壁心肌梗死

PRWP　　poor R-wave progression　R 波递增不良

PVC　　premature ventricular contraction　室性期前收缩

RBBB　　right bundle branch block　右束支传导阻滞

RVH　　right ventricular hypertrophy　右心室肥大

SB　　sinus bradycardia　窦性心动过缓

SR　　sinus rhythm　窦性心律

ST　　sinus tachycardia　窦性心动过速

STE　　ST-segment elevation　ST 段抬高

STEMI　　ST-segment elevation myocardial infarction　ST 段抬高型心肌梗死

SVT　　supraventricular tachycardia　室上性心动过速

VT　　ventricular tachycardia　室性心动过速

WPW　　Wolff-Parkinson-White syndrome　预激综合征